知的生きかた文庫

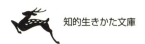

ズボラでもラククラク！
薬に頼らず
血糖値がぐんぐん下がる！

板倉弘重

JN202287

三笠書房

はじめに◉食べ方をちょっと変えるだけで〝「脱」インスリン注射〟も可能になるのです

糖尿病と診断され、血糖を下げるためにインスリン注射をしていた人が、**食事を変えたところ、血糖値が正常になり、インスリン注射も飲み薬も必要なくなった**ケースがあります。

一方、健康診断で血糖値が高いと指摘されていたけれど、自覚症状はなかったし、仕事も忙しかったのでそれまで通りの生活をしていた人が、ある日、突然物が見えづらくなり、片目の視力が低下してしまうというケースもありました。眼科を受診したところ、眼底の網膜に異常があり、出血していたのです。

また、足の指先が黒く変色し、切断しなければならないような状態で受診する人もいます。

さらには突然心臓に異常を感じて、周囲の人に助けられて救急病院に入院し、心筋梗塞《こうそく》とわかった人も少なくありません。

これらはみな糖尿病合併症によるものです。

糖尿病が怖いのは合併症です。最近わかってきたことで大切なのは、**糖尿病合併症は、糖尿病と診断されてから起こるのではなく、糖尿病になる前の、予備軍の状態から徐々に進行している**ということです。食後過血糖も見逃さないように、健康災害への備えが大切です。

でもどう備えたらよいのでしょうか？　それにはまず、栄養について知ることが大切です。知るだけで人生が変わることは、いくらでもあるのです。

人は生きていくために食事を取って栄養をつけていますが、それがすべてではありません。喜びのためにも食べています。

みなさんと同様に、私も甘いものが大好きです。甘いものを食べれば幸せを感じて満足しますが、時間が経つとまたすぐに甘いものがほしくなります。でも、栄養について勉強してきたので、知っています。甘いものばかり食べていてはいけないこと、**恐ろしいことになる**ことを。

ブドウ糖は体内に吸収されると血糖と呼ばれ、脳や心臓、筋肉などの活動エネルギー源となります。**ところが過剰になると、血管をはじめ、臓器を糖化して機能低下を引き起こし、老化や病気と呼ばれる状態に陥れてしまうのです。**ですから、おいしいものを食べる喜びも大切にしつつ、おいしいものを食べても血糖値を急激に上昇させないようにする知恵と工夫が必要です。

怖い合併症にならないためには、食事のほかに充分な運動や睡眠も大切です。**本書はズボラな人でも簡単にできる、効果的なコツをふんだんに集めました。**

個人によって体質は違いますので、ご自分に合った方法を見つけて健康で楽しく過ごしていただきたいと思います。みなさんの快適な人生の一助となることを願っています。

板倉弘重

目次

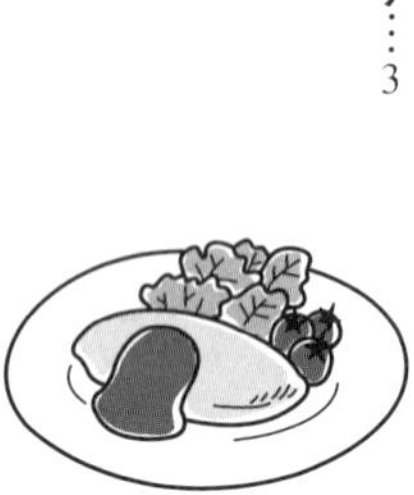

第2章

命を守る「最新常識」！
——古い知識にしばられていると危ないよ

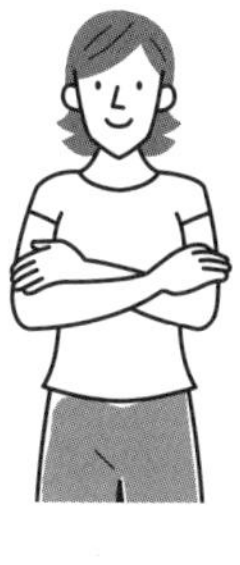

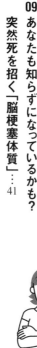

第3章 おいしく飲んで食べて血糖値が下がる！ 最強の「食べ方」

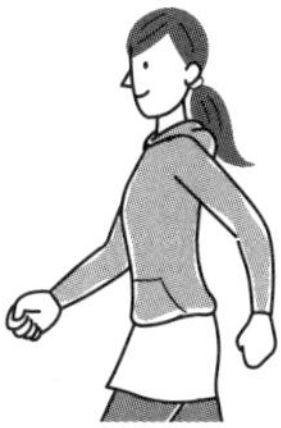

第4章

ズボラでも運動量を増やせる裏ワザあれこれ!

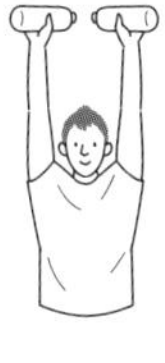

第5章

自律神経を整えれば、血糖値はさらにぐんぐん下がる！

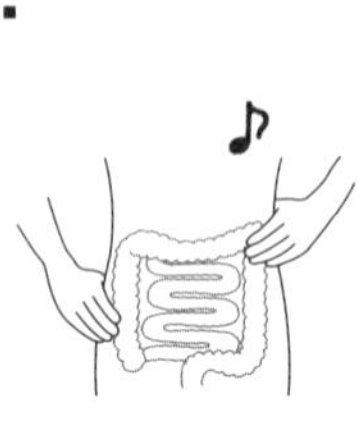

第6章

ちょっとだけのぞいてみよう、糖尿病の真の怖さ

編集協力／本文デザイン　コパニカス
本文イラスト　BIKKE

第1章

超早わかり基礎知識!

——あなたも予備軍かもしれない!?

0

血糖値は常に変動している。健康な人との差はわずか糖1g！

Q そもそも血糖値って何？

血糖値が高くなると血液がドロドロになる。もっと高くなると糖尿病になる。糖尿病が深刻になると恐ろしい合併症を起こす。

あなたも、この程度のざっくりとした知識はありますよね。でも、「血糖値とは何か説明しなさい」といわれると、ちょっと困るのではないでしょうか。

血糖値は、血液中に溶けている糖（ブドウ糖）の量を示した数値です。 単位はmg／dℓで、「ミリグラム・パー・デシリットル」と読みます。あなたの空腹時血糖値が100mg／dℓだったとすれば、1dℓの血液中に100mgの糖が流れていることを示しています。

食後血糖値の推移

マラソンを走った人の状態

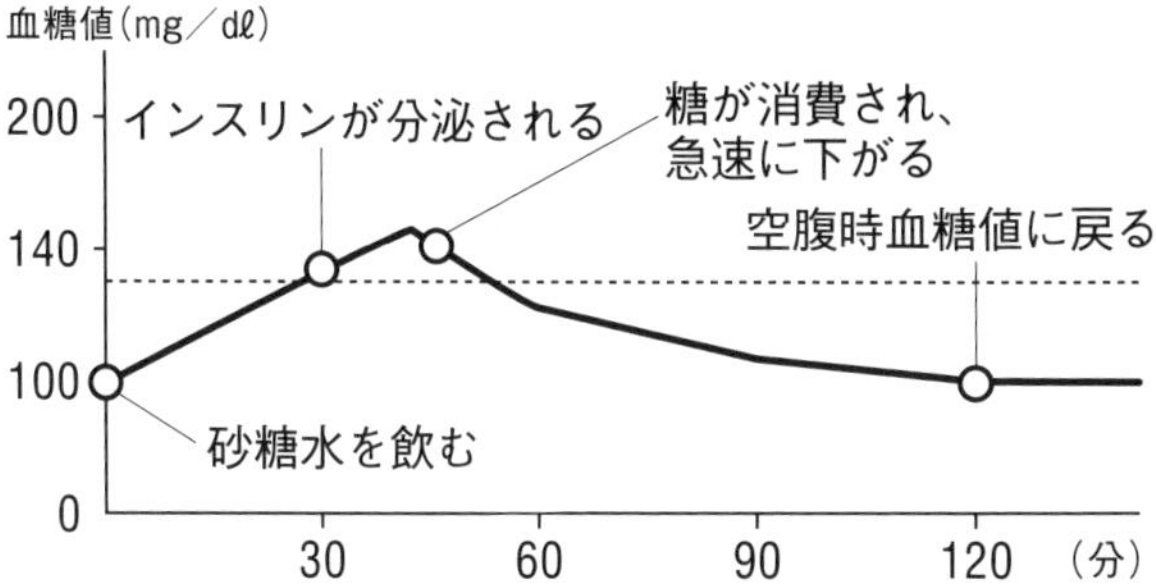

血糖値が上がった直後に激しい運動をすると、しばらくして糖が急速に消費される。

運動をしない人の状態

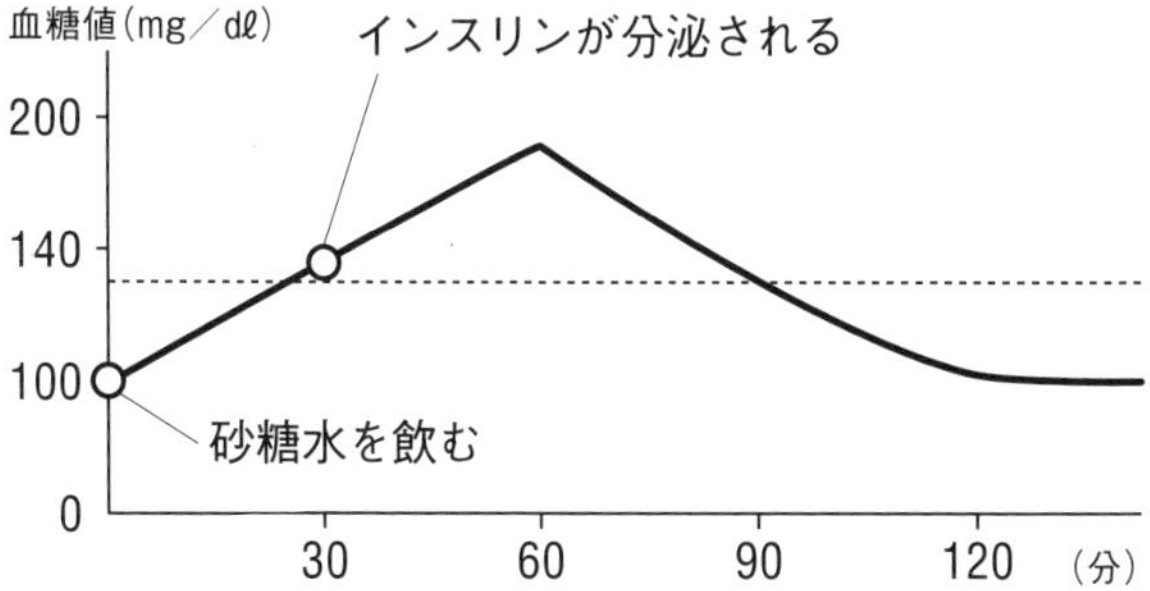

血糖値が上がるとインスリンが分泌され、血中の糖が肝臓や筋肉に取り込まれ、下がる。

人間の体を循環する血液の量は体重の約13分の1です。1ℓの血液の重さは約1kgなので、体重60kgの人なら、約4・6ℓ（4・6kg）ということですね。**つまり、血糖値が100mg／dlであれば、その人の体には4・6gの糖が血液に溶けて流れていることになります**。3gの角砂糖1・5個分です。意外と少ない、という印象ではないでしょうか。

血糖値は常に変動しています。ご飯を食べて満腹になれば血糖値は上がり、運動をしてお腹がすけば血糖値は下がります。

わかりやすい例で説明しましょう。

砂糖が溶けた水をゴクゴクと飲んだと想像してください。砂糖はすぐに吸収されて、100mg／dℓだった血糖値はグイグイと140mg／dℓに上昇します。

砂糖水を飲んだすぐ後に、マラソンを走ったとします。糖は筋肉や心臓などの臓器を動かすエネルギー源です。激しい運動によって糖はみるみる消費され、血糖値は再び100mg／dℓに下がっていきます。

では、砂糖水を飲んだ後にマラソンを走らなかったらどうなるでしょうか。

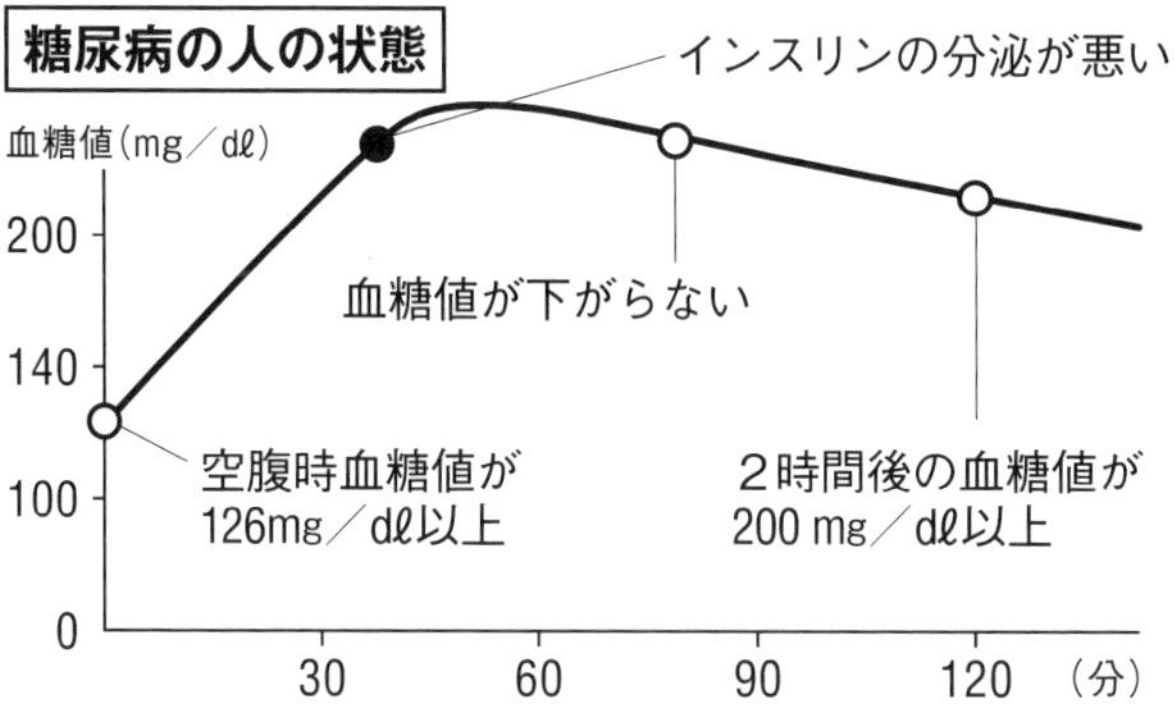

血液中に糖と働かないインスリンがすでに多くあるため、
肝臓や筋肉に取り込む能力が低い。

糖尿病の検査

（ブドウ糖負荷の試験の判定基準）

経過時間	0分後	120分後	判定
正常型	110 mg／dℓ 未満	140 mg／dℓ 未満	両者を満たすと正常型
糖尿病型	126mg／dℓ 以上	200mg／dℓ 以上	どちらかを満たすと糖尿病型
境界型	糖尿病型にも正常型にも属さない		

参考資料:日本糖尿病学会「糖尿病治療ガイド2018－2019」

健康な人は、すぐにインスリンというホルモンが分泌されて血液中の糖分を肝臓や筋肉に取り込みます。2時間ほどで元の100㎎/dℓに下がります。

ところが、血糖値が常に高い人はインスリンが働きにくい体質になっています。**すると、インスリンが分泌されても血糖値が十分に下がらないまま、高止まりします。これを繰り返しているうちに、空腹状態でも血糖値が126㎎/dl以下に下がらなくなります。**これが糖尿病です。

体重60kg、空腹時血糖値126㎎/dℓ（糖尿病）の人の血液に流れる糖は5・8gです。**健康な人との差は、わずか1g。少ないけれど、怖い1gです。**

血糖値が高くなると、血液がベタベタして毛細血管が詰まりやすくなります。すると毛細血管が密集している腎臓、末しょう神経、網膜、脳などが障害を受け、腎臓病、網膜症、神経障害、動脈硬化などの合併症を起こす原因となります。自分が糖尿病予備軍なのか、すでになってしまっているのかの正確な診断は、ヘモグロビンA1c値（172ページ参照）を使います。

02

知らないと損をする！ あの人が飲んでも食べても健康なワケ

Q 肉、魚は無罪。では何に注意すればいい？

前項では砂糖水を飲んだ後の血糖値の動きの例を紹介しました。

ご存じかもしれませんが食品によって血糖値を上げやすいものと、いくら食べても上がらないものがあります。その違いを正しく知っておくことが、血糖値を低く維持するためにとても重要になります。

では、問題です。次の6つの食品のうち血糖値を上げやすいものはどれでしょう。3つあります。

うどん　豚肉　リンゴ　ご飯（白米）　サラダ油　卵

テレビであれほど健康番組を放映しているにもかかわらず、肉や肉の脂身が血糖値を上げると信じている人がいます。たとえば豚ヒレ肉100gに含まれる糖質は、たったの0・1g。豚肉は無罪です！　もちろん牛肉も鶏肉も！

血糖値を上げるのは糖質です。糖質を多く含む危険食品は主に以下の4種類です。

炭水化物（米、小麦、そば、トウモロコシなど）。

でんぷん（いも類、にんじん、かぼちゃなど）。

砂糖を使う食品（お菓子、ケーキ、清涼飲料水など）。

フルーツ。

うどん、パスタ、そば（十割そば以外）、ラーメンなど多くの麺類は小麦粉から作られています。麺類のランチをよく食べるという人は、週に1回にするなど頻度を下げるほうが無難です。

フルーツ類の甘さは果糖という糖質に由来します。果糖は砂糖（ショ糖）に次いで吸収のいい糖質です。甘くておいしいフルーツには要注意です！　もう答えはわかりましたね。血糖値を上げるのは、うどん、リンゴ、ご飯です。

主な食品の糖質量

糖質の多い食品

食品	分量	糖質（g）
ご飯	茶碗1膳	55
食パン	1枚	26.6
かけうどん	1杯	58
焼きそば	1皿	73
ショートケーキ	1個	51
じゃがいも	中1個	16
バナナ	1本	28
リンゴ	1/2個	20
缶コーヒー	1本	26

糖質の少ない食品

食品	分量	糖質（g）
豚ヒレ肉	100g	0.1
アジ	1尾	0
キャベツ	30g	1.1
しめじ	50g	0.75
サラダ油	大さじ1	0
卵	1個	0.1
サバ缶詰	1缶	0.3

03

知らずにみんな食べてる糖質350g！それじゃ糖尿まっしぐら！

特に女性は、要注意

糖質の取り過ぎが問題、と指摘をすると、「それなら大丈夫。オレは糖質をそんなに取ってないもんね」という人がいます。

実際に自分が何グラムの糖質を取っているかはわかりづらいものです。一般的な食事に含まれる糖質をざっと計算してみましょう。**ちなみにサッポロビールの調査を監修した栗原クリニック東京・日本橋の院長、栗原医師が推奨している糖質量は、1日あたり、女性200g、男性250gです。**

朝食：トースト2枚（53・2g）、バナナ1本（28g）、牛乳200㎖（10g）

昼食：焼きそば（73g）

おやつ：ショートケーキ（51g）、缶コーヒー（45g）

1日の糖質摂取量

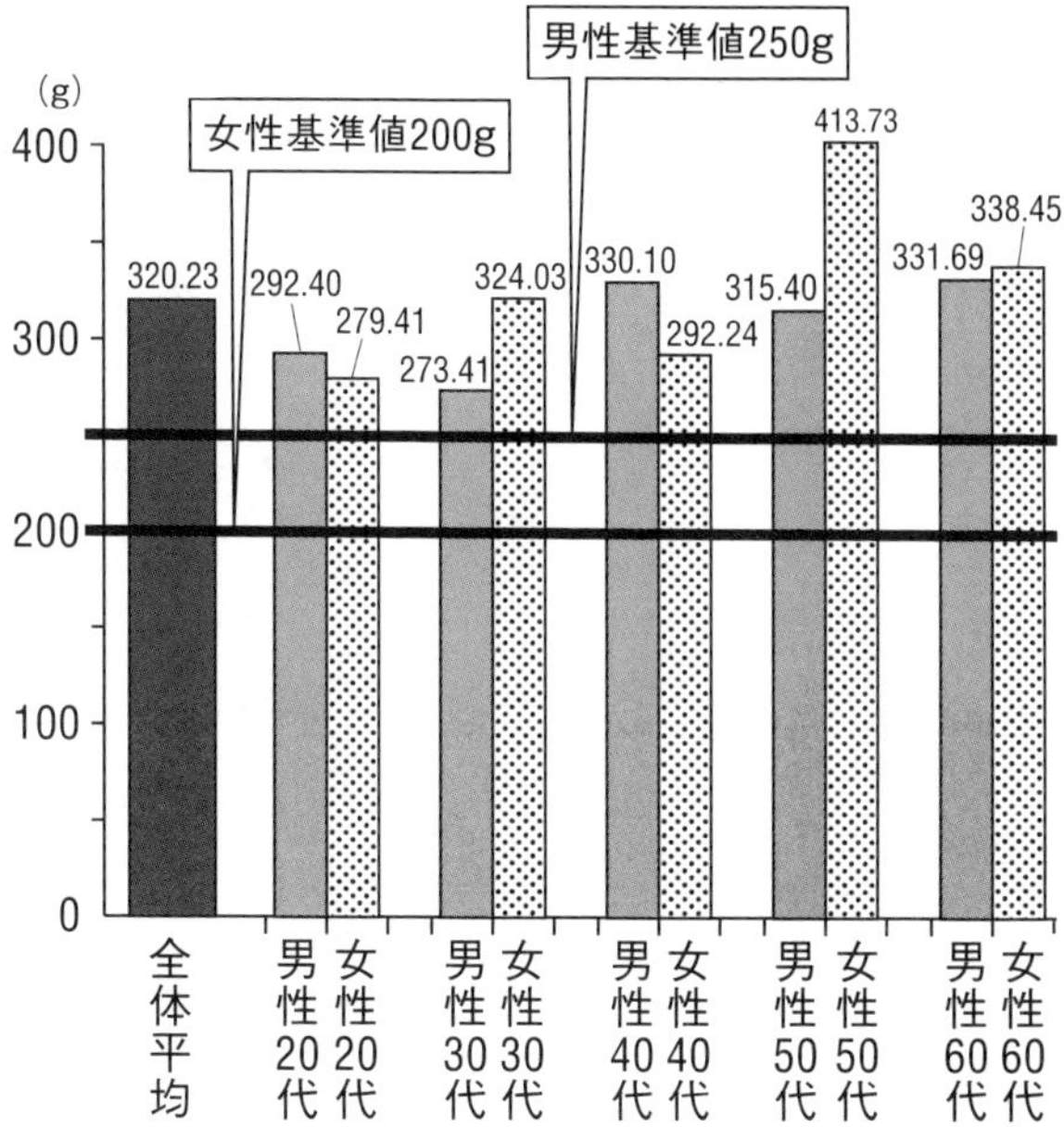

参考資料：サッポロビール株式会社が2015年に全国の20〜60代の男女1,000名を対象に実施した「食習慣と糖に関する実態調査」より。調査監修者：栗原毅（栗原クリニック東京・日本橋院長）

夕食：ミックスフライ定食（80g）、ビール350㎖（10・5g）

以上で350・7gになりました。

このほかに、計算に入れていない調味料、ドレッシングなどにも糖質は含まれています。**私たちは知らないうちに糖質の多い食生活をしているのです。**

この食生活を長年にわたって続けていると、血液中の糖が徐々に増えていきます。そして、いつのまにか血糖値が下がりづらい体質になるのです。

ある調査によると、日本人の1日の平均糖質摂取量は320・23gとなっています。全世代の男女を通じて、200gを大幅に超過しています。

また、三大栄養素（たんぱく質、脂質、炭水化物）のエネルギー比率を見ると、日本人は炭水化物が58％を占めています。フランス45・3％、アメリカ50・5％に比べても多いことがわかります。

糖質摂取量200〜250g、炭水化物のエネルギー比率50％が当面の目標となります。本書ではそれを簡単に達成するコツをあますことなく紹介します。

04

すぐできる！ 糖質をガッツリOFFするポイント

Q ラクして減らせる賢い食べ方とは？

「1日の糖質摂取量350gが多いのはよくわかった。でも200gというほぼ半分にまで減らすのはハードルが高い」と感じるかもしれませんね。

確かに、「半分にしろ！」といわれると、及び腰になりそうです。でも、実はとても簡単なことなんです。血糖値を下げるにはハードな努力は不要です。「ちょっとしたコツ」さえ知っていれば充分できることなのです。

ざっと糖質オフの食事をシミュレーションしてみましょう。

朝食：ベーコンエッグ、サラダ、牛乳

昼食：目玉焼きハンバーグ定食（ご飯半膳）

おやつ：ダークチョコレート、ブラックコーヒー

夕食：焼き魚、だいこんおろし、きのこのバター炒め、冷や奴、サラダ、ご飯1膳、ビール350㎖

一般的なハンバーグ100gに含まれる糖質は12g前後といわれています。つなぎに使う小麦粉のせいでしょう。近年、ダークチョコレートに含まれるポリフェノールが健康にいいと認められています。2㎝四方のひとかけら約5gに含まれる糖質は、1・6gです。大根、きのこ、バターには、ほとんど糖質は含まれていません。

さあ、計算してみると……、なんと糖質は約100gです。**ご飯を食べて、ビールも飲んで、まるで我慢もせずに250gの糖質をカットできました！**

24ページの食事と比べ、減らしたのは炭水化物（パン、麺）、フルーツ（バナナ）、砂糖を含む食品（ケーキ、缶コーヒー）ですね。そして増えたのは、たんぱく質（卵、ハンバーグ、焼き魚、冷や奴）、食物繊維（だいこん、きのこ）です。**ちょっとした知識があるだけで、糖質は一気にガッツリ減らすことが可能なのです。**

05

本気で健康になりたければ、おいしいものを食べなさい!

❗我慢するダイエットは、今すぐストップ!

糖代謝を正常に保つための最良の方法は、肥満の解消です。肥満体質になると、肝臓に脂肪がつく脂肪肝の症状が現れます。実は、この脂肪肝が糖代謝を悪化させる元凶なのです。

脂肪肝はスリムな体型でも安心はできませんが、内臓脂肪でお腹がぽっこり出た人は、明らかに危険度が高いといえます。

肥満を解消して脂肪肝を防げば、血糖値、血圧、中性脂肪値の三大生活習慣病のリスクを一気に軽減することができます。それには、まずダイエットです。

「ダイエット」＝「我慢」と思いがちですが、それは間違いです。むしろ、**お**

いしいものをたくさん食べることが、健康的なダイエットにつながるのです。

そんなウマい話があるかって？　まずは31ページのイラストを見てください。おいしそうなご馳走が並んでいますね。これは私のおすすめする「健康ダイエット」でどんどん食べてほしいもののリストです。ウマい話とは、まさにこのことです。

「ダイエット」＝「我慢」と連想する一番の理由は、カロリーを減らそうとするからです。

カロリーの高い食品とは、たんぱく質と脂質です。ようするに肉と油。これこそがおいしいものですよね。おいしいものを我慢するダイエットは、所詮、長続きしません。

日本の栄養士さんたちの多くは、カロリー計算することを叩き込まれています。その代表が病院食です。実際に病院に検査入院した人がその間に元気がなくなって、体調が悪くなったというような、笑えない話がたくさんあります。

糖質ダイエットなら食べられるもの

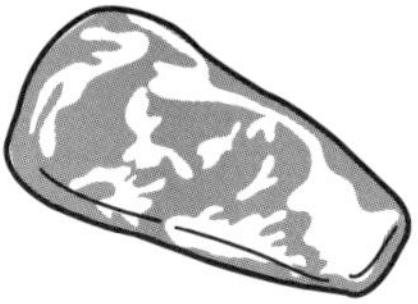

ステーキ、焼き肉

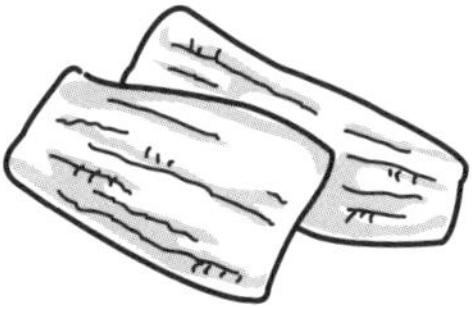

うなぎの白焼き

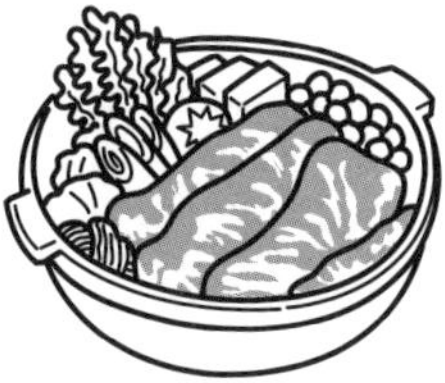

すき焼き

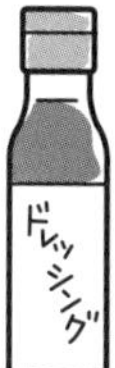

ドレッシング

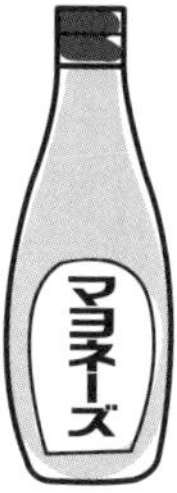

マヨネーズ

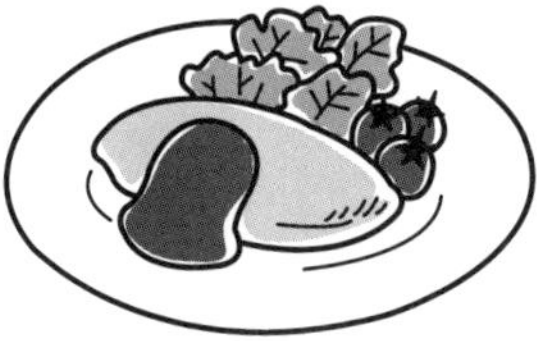

オムレツ

健康的なダイエットのために減らすべきなのは、肉でも油でもなく糖質です。糖質を含む食品についてはすでに解説しました。覚えていますか？　肝腎な部分なのでおさらいしておきます。

糖質の多い食品＝炭水化物（米、小麦、そば、トウモロコシなど）、でんぷん（いも類、にんじん、かぼちゃなど）、砂糖を使う食品（お菓子、ケーキ、清涼飲料水など）、フルーツなど。

1日に350g取っている糖質を200gに減らすのが、ダイエットの目標とお話ししました。

なかには、糖質を40gに制限する極端なダイエットも紹介されていますが、そんな無理をしてはいけません。

糖質は重要なエネルギーの源でもありますから、減らし過ぎると元気が出なくなります。また、糖質制限をやめると、リバウンドでかえって太りやすい体質になります。おいしく正しいダイエットで肥満を解消しましょう！

第2章

命を守る「最新常識」！

——古い知識にしばられていると危ないよ

06

血糖値が鋭く急上昇、急降下する「血糖値スパイク」

Q 健康診断では見つからないクールな殺し屋の正体は？

血糖値コントロールが難しいところは、自分の血糖値がどう変化しているか、自分ではわかりづらいところにあります。

すでに解説したように、糖尿病は空腹時血糖値と食後2時間後血糖値によって判定されます。健康診断で測るのは、このうち空腹時血糖値だけです。「朝ご飯を食べないでくるように」と指示されるのは、糖分を取らずにお腹がすいた状態で、下がり切った血糖値を測るためです。

空腹時血糖値さえ正常型の基準値に入っていれば、その瞬間に「セーフ」と判定されるわけです。

しかし、空腹時血糖値が正常でも、食事をした途端に血糖値が急上昇する人がいることがわかってきました。これが、2016年10月、テレビ番組NHKスペシャルで放送され話題を呼んだ「血糖値スパイク」です。スパイクとは、鋭くとがった針のことです。

健康な人でも食事をすれば血糖値は上がります。しかし、そのカーブはなだらかです。**ところが、血糖値スパイクの人はすぐに鋭く上がり、また急速に正常値に戻るのです**。そのため、健康診断では発見することがきわめて難しい、やっかいな症状といえます。まさに隠れ糖尿病です。

しかも、一般的な糖尿病は肥満体型の中年に多い傾向にありますが、**血糖値スパイクは、なぜか痩せ型の若者に多いのが特徴です**。〝糖尿病とは無縁だ〟と安心している人に襲いかかる、クールな殺し屋というわけです。

NHKが番組制作の際に調査したところ、血糖値スパイクの人は全国に推定1400万人もいると報じています。通常の健康診断では見つけづらいのですが、病院によっては検査してくれるところもあります。

血糖値スパイク

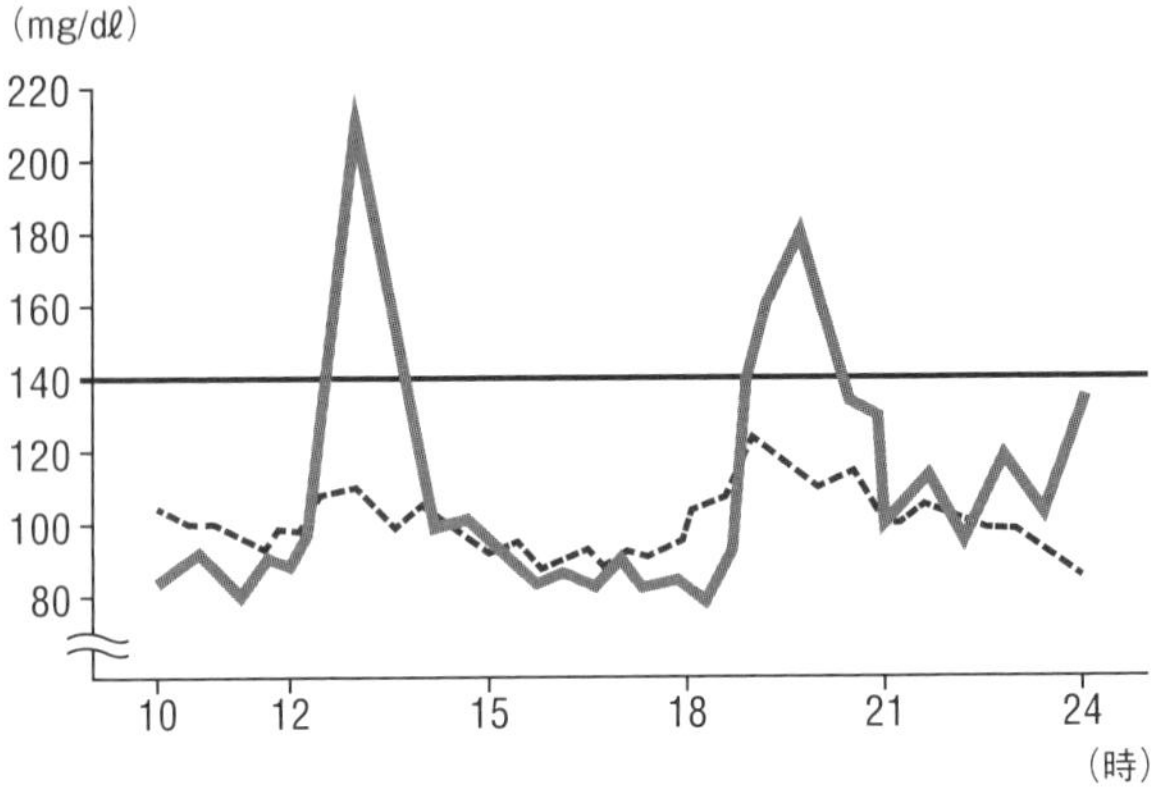

-----線は、健康な人の1日の典型的な血糖値の変化。ゆるやかに上下する。
一方、━━線が「血糖値スパイク」が起きている人。とがった針のような血糖値の急上昇が、食後にだけ起きるのが特徴。
血糖値が140以上に急上昇すると、「血糖値スパイク」と判定される。
出典:テレビ番組NHKスペシャル「"血糖値スパイク"が危ない」の公式サイトより引用

07

血糖値スパイクが動脈硬化、高血圧、認知症を引き起こす

Q イタリアの研究グループは何を暴いた?

血糖値が一時的に高くなっても、すぐに元に戻るならいいじゃないか、と軽く考えがちですが、それは誤りです。そう、血糖値スパイクがどんなに恐ろしい症状を引き起こすか、見てみましょう。

血糖値スパイクに関して、イタリアの研究グループが興味深い実験を行っています。

研究グループは、血管の内壁の細胞を糖分の多い液と少ない液に交互に浸し、血糖値の急上昇が繰り返される状況を再現したのです。まさに血糖値スパイクの再現です。

実験の結果、内側の血管の細胞が大量の活性酸素を発生することを突き止めました。活性酸素は血液を酸化させて動脈硬化を引き起こす物質です。動脈硬化は血管をボロボロに老化させ、脳梗塞や心筋梗塞を引き起こす元凶ですね。

血糖値スパイクが生活習慣病に直結することを証明した実験といえます。

また、一時的にせよ、血糖値が異常に高い状態が生じると、大量のインスリンが血液中に放出されることになります。これを毎日繰り返すと、やがてインスリンの出かたが悪くなる、インスリン不足に陥りやすくなります。**するとインスリン効果で急激に下がっていた血糖値が徐々に下がりにくくなり、糖尿病に近づいていきます**。

それればかりではありません。インスリン濃度の高い血液は、血管を収縮させることがわかっています。これは高血圧のひとつの要因に挙げられています。

さらに、最近の調査でインスリンの多い血液が認知症を引き起こすこともわかってきました。血糖値スパイクはさまざまな病気を誘発するのです。

08 何が血糖値スパイクをもたらすのか？ひと口目の「これ」だけは避けよう

❗炭水化物ファーストが危ない!?

空腹時血糖値でわからない隠れ糖尿病ともいえる「血糖値スパイク」。いったいどんな人がなりやすいのか明かしましょう。

若い人に多いタイプは、**朝食を食べない習慣のある人**です。

朝食を食べない人は、前日の夕食からその日の昼食まで、約16〜17時間も絶食をしていることになります。**体はエネルギーを欲して、急速に栄養を吸収しようと待ちかまえています。これが血糖値スパイクの原因となるのです。**

農林水産省は、20〜30代男性のおよそ30％が朝食を食べていない、と発表しています。さらにそれが生活習慣病の原因になる、とも言及しています。

若い女性のなかには、ダイエットのために朝食を取らない人もいますが、それは誤りです。**空腹時間が長いと、体はよりエネルギーを効率よく吸収しようとするため、少量の食事でも逆効果になる可能性が高いのです。ダイエットどころか、太ってしまいかねません。**

そのほか、午前中の仕事の効率が上がらない、体がだるいなどの状態は、朝食を食べないために起こると考えられます。朝ごはんはしっかりと食べましょう。

血糖値スパイクのもうひとつの要因として、空腹状態でいきなり糖質（炭水化物）を食べることが挙げられます。

お腹をペコペコに減らして勢いよく丼物をかき込むのは、やめましょう。丼物の味つけの砂糖は、空腹状態で砂糖水を飲んでいるのと同じで、血糖値の急上昇を招きます。

ではどうしたらいいのか？　丼物でも定食でも、いきなりご飯から手をつけるのではなく、小鉢としてついてくる酢のものやサラダ、冷や奴から食べ始めると血糖値スパイクが防げます。詳しくは第3章でのべます。

09

あなたも知らずになっているかも？ 突然死を招く「脳梗塞体質」

❗ 防ぐには、食後血糖値の管理が大切！

隠れ糖尿病の「血糖値スパイク」は、食後に血糖値が急激に上昇し、その後、急速に基準値まで下がる現象でした。

もうひとつの隠れ糖尿病が、食後血糖値の上昇は正常範囲内であっても、下がるのに時間がかかるタイプです。血糖値が高い状態が長く続くため、血管にダメージが与えられ続け、動脈硬化を起こしやすくなるのです。

健康な人は余分な糖を素早く細胞に取り込み、必要なときに血液中に送り出すことを繰り返しています。これを糖代謝といいます。そこに関わるのが、インスリンとグルカゴンという2つのホルモンです。

食後血糖値が下がりにくい人は、糖代謝が悪いと表現することができます。

「血糖値スパイクの人」や「糖代謝が悪い人」は、脳の血管が詰まる脳梗塞を起こしやすい体質になっています。

脳梗塞と聞くと、歩けなくなるとか、言葉が出なくなるなど大きな発作を思い浮かべますが、実は気づかないだけで小さな発作をときどき起こしているのです。ほんの一瞬だけ体が麻痺したり、言葉が少しもつれたりするだけなので、「ちょっと疲れが溜まったかな」と考えて見逃してしまいます。また、一切、自覚症状がない場合もあります。

こうした小さな発作は、「ラクナ脳梗塞」と呼ばれています。

ラクナ脳梗塞は、動脈硬化によって一瞬、詰まった血管が、すぐに血流を回復する症状です。脳梗塞の発作で病院に搬送された人の脳を見ると、ラクナ脳梗塞を起こした跡が多く見つかります。**大きな発作を起こす人は、小さな発作を繰り返す脳梗塞体質だったケースが多いのです**。脳梗塞体質にならないためには、食後血糖値をすみやかに下げることが重要です。

10

焼き肉で、みるみる糖代謝が改善するしくみ

❗BMIが同じでも、大切なのはその中身!

肥満解消以外に、たんぱく質中心の食事がいい理由をさらに挙げてみましょう。肉、卵、魚、乳製品などの動物性たんぱく質は、筋肉を作る栄養源ですね。実は筋肉と糖代謝は深い関わりがあるのです。

血液中に多くなった血糖を取り込む代表的な臓器は肝臓です。肝臓は糖代謝のメイン倉庫ということができます。

しかし、倉庫は肝臓だけではありません。体中の筋肉には、糖を貯蔵する大きな能力があるのです。**しっかりとした筋肉がついていれば、糖代謝がよくなり、食後に増えた血糖をすっきりと減らすことができるというわけです。**

筋肉の重要性は、まだあります。

平均寿命が延びて問題になっているのが、「サルコペニア」です。サルコペニアは「立つ、歩く、持つ」などの基本動作ができなくなる症状です。超高齢社会になり、サルコペニアによって要介護に陥る人が急増しています。

サルコペニアになる最大の原因は、筋肉の衰えです。

「日本には菜食の文化がある。だから年寄りが肉を食べると血管が詰まる」「年を取ったら粗食がいい」などといわれてきました。しかし、現代ではそれは通用しません。たんぱく質を食べて筋肉をつけるのが健康寿命を延ばす秘訣なのです。

肥満度はBMI（体格指数）という数値で判定するのが一般的です。これは身長と体重の簡単な計算で得ることができます。

しかし、BMI値が同じ人でも筋肉が多いか、脂肪が多いかで健康度は雲泥《うんでい》の差となります。最近の高性能な体重計は、体脂肪率や筋肉量、骨密度を測ることができます。ぜひ、自分の筋肉量を測ってみてください。

50代の筋肉比率は体重の30%です。食事と運動で筋肉量を維持しましょう。

BMI 計算式

体重(kg)÷{身長(m)×身長(m)}=BMI値

BMI早見表

低体重	18.5 未満
普通体重	18.5 ～ 25 未満
肥満（1 度）	25 ～ 30 未満
肥満（2 度）	30 ～ 35 未満
肥満（3 度）	35 ～ 40 未満
肥満（4 度）	40 以上

例:体重70kg、身長165cmの人なら、
70(kg)÷{1.65(m)×1.65(m)}
=70÷2.72
=25.73　肥満(1度)

年代別　理想のBMIと筋肉量

体に占める筋肉の平均比率

年代	男性	女性
20代	44%	39%
30代	37%	37%
40代	34%	33%
50代	31%	30%
60代	29%	26%
70代	25%	23%

参考資料:『NTTグループ　プロバイダーWAKWAK』

BMIと筋肉量の目安

BMI	男性	女性
24.9以下	22kg	14kg
25.0以上	24kg	17kg

出典:大和製薬公式サイトより引用

11

あの常識も違っていた！ 卵がコレステロール値を高めるなんて大ウソ

Ｑ なぜ卵にそんな汚名が着せられた？

丈夫な筋肉を作るために「肉食」をすすめてきましたが、卵のたんぱく質も忘れてはいけません。

大きさにもよりますが、卵1個には約10ｇの動物性たんぱく質が含まれていると覚えてください。

1日に推奨されるたんぱく質は、体重の1000分の1です。つまり、体重が60kgの人なら60ｇ、50kgの人なら50ｇです。**1日3個ずつ卵を食べれば、必要量の半分のたんぱく質を取ることができます。**

卵をすすめると、必ず「コレステロールが……」という人がいます。でも、卵を食べてコレステロールが上がるという考えは間違いです。

では、なぜこの「誤った神話」が生まれたのでしょうか。

1913年にロシアのある科学者が、ウサギに卵を食べさせる実験をしました。すると、ウサギのコレステロール値が急上昇したのです。

しかし、ウサギは草食動物です。**草食動物に動物性のたんぱく質を食べさせれば、異常を起こすのは当然です。人間とウサギを同じに考えてはいけません。**

1981年に日本で行われた実験を紹介しましょう。この実験では、健康な人に1日10個の卵を5日間連続で食べてもらいました。血液検査の結果、コレステロール値には、まったく変化がなかったということです。

こちらの実験結果のほうが、信憑性《しんぴょうせい》がありそうです。

さて、食品から取ることができるアミノ酸は20種類あります。それぞれの食品が持っているアミノ酸のバランスを数値で表したものが、アミノ酸スコアです。アミノ酸スコアが高いほど、栄養バランスのいい優良食品ということができます。

卵のアミノ酸スコアは、見事に100点満点です。

実は、卵を100としてほかの食品を評価する基準となっています。卵に勝る食品はないというわけです。

卵に豊富に含まれるメチオニンという必須アミノ酸は、肝臓の機能を高める作用が認められています。元気な肝臓は血糖値コントロールの必須条件です。

さらに卵には、アミノ酸以外にも栄養素がたっぷりです。

認知症予防に効くと注目を集めているコリン、発がん性物質を抑えるカロチン、悪玉コレステロールを減らすシスチン、抵抗力がアップするリゾチウム、若々しい肌を保つコラーゲン、さらにはビタミンA、B_2、B_6、B_{12}、E、D_3と、数え挙げたら切りがありません。

卵かけご飯、ゆで卵、目玉焼きなどいろいろ楽しみましょう。

ズボラな人は、まとめて、いくつもゆでておけば、数日はラクできます！

12

「寝ている間の低血糖症」は、脳にダメージを与える

❗ 新常識。低ければいいというものではなかった！

糖分は人間が活動するためのエネルギー源です。お腹がすいてペコペコの状態では、体が動かないばかりか、脳も働きません。

人間は血液中に糖分を溶かして、必要とする個所に素早く届けるしくみを持っています。また、血管はとても優秀な流通網です。肝臓と筋肉に糖分を蓄えて、足りない場合には血液中に送り出すしくみも持っています。

糖が足りなくなると、筋肉も脳も臓器も働きが鈍くなってしまいます。

近年、問題になっているのが、シニア世代の低血糖症です。

血糖値は低ければ低いほど合併症のリスクが減るため、なるべく下げることが治療の目標になっていました。

しかし、血糖値を下げ過ぎると、逆に死亡率が上がるというデータが明らかになってきました。寝ている間に低血糖状態になり、脳や内臓が障害を受けることが、その原因と考えられています。

シニア世代になったら、血糖値は高過ぎず低過ぎず、適度がいい、というように考え方が変わってきているのです。

具体的な数値で紹介しましょう。

ヘモグロビンＡ１ｃ（１７２、１７７ページ参照）の基準値は６・５％以下です。これまで治療の目標は６・０％で、これがベストと考えられてきました。**しかし、高齢者では新しい治療目標値は６・５～７・０％と改められ、古い基準値より少し高めがいいと上方修正されたのです。**

連想されるのは、コレステロールに対する考え方です。かつてコレステロールは下げたほうがいいとされていましたが、今ではやや高めのほうが高齢者は元気でいられる、と考えが改められています。

医療の方針は時代とともに変化しているのです。

13

ついに自分で測れる「針を使わない血糖値測定器」が登場！

❗腕にパッチを貼るだけで血糖値の変化が一目瞭然！

本書は、食後血糖値を上げないことをテーマに、あらゆる角度からさまざまなノウハウをご紹介しています。

しかし、実際に自分の血糖値がどのように変動しているかは、知りようがありません。まさか病院のドクターの目の前で丼物をガツガツと食べて、その前後で血液検査をしてもらうわけにはいきませんね。

その点、血圧計は優秀な計器が普及し、家庭血圧計が一般的になりました。3000円前後のものからあります。その気になれば、1日の血圧の変動を詳しく測定することも可能です。たとえば、ストレスによって、どう血圧が上がるかも体感できるわけです。

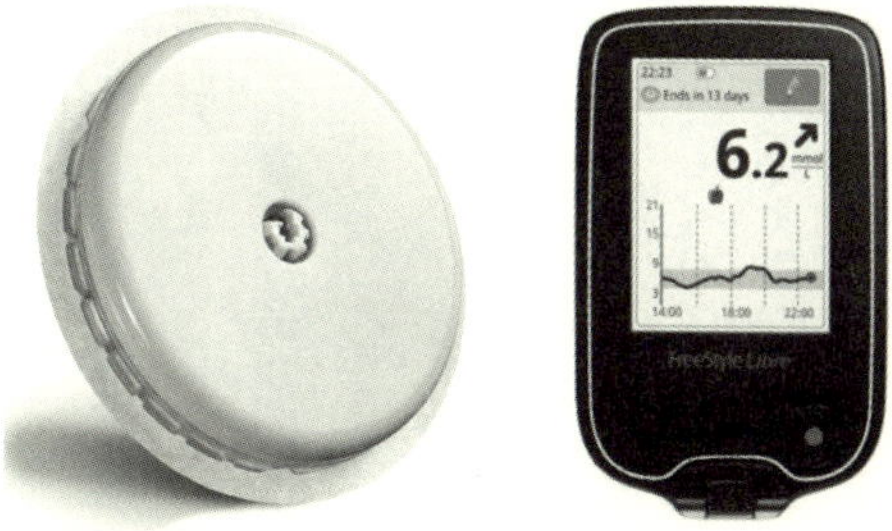

「FreeStyleリブレ」は、センサーパッチ（右）を腕に貼り、リーダーを近づけると血糖値が表示される。センサーは15分ごとに90日分のデータを保存してくれる。食事の内容さえ記録しておけば、何を食べたときに血糖値が上がったかを知ることができる。

これからは医療の世界においても、家庭血圧器がさらに重要になることは間違いありません。

その点、血糖値は指先などから自分で採血して測る計器があるだけ。扱いが面倒なために一般家庭には普及しませんでした。

ところが、ここにきて画期的な新商品が開発されました。

イギリスのアボット社が発売した「FreeStyle リブレ」は、腕に使い捨てのセンサーパッチを貼るだけで、血糖値を計測できるというのです。大きさも直径35㎜とコンパクトです。

肌直下の細胞間を流れる体液から血糖値を読み取るのだそうです。日本でも販売が始まり、インスリン治療を受けている人には保険が適用されています。

この計器を使えば、採血なしで食後血糖値の変動をひと目で知ることができます。アマゾンや薬局などで7500円前後で購入できます。「ご飯を食べたら上がった！　肉を食べても上がらない！」などが実感できるわけです。血糖値コントロールのエースに躍り出るかもしれません。

第3章

おいしく飲んで食べて
血糖値が下がる！　最強の「食べ方」

14

「いわゆる消化の悪い食べもの」が血糖値上昇を防ぐ味方に！

❗「ふんわり柔らかな食べもの」ほど危険！

「消化のいい食品」と「消化の悪い食品」。どちらが体にいいのでしょうか。

消化のいい食品は胃腸にやさしく、逆に消化の悪い食品は胃腸に負担をかけそうな気がしますね。

でも生活習慣病を考えていくうえでは、**実は「消化の悪い食品」ほど強い味方となってくれます**。

わかりやすい例で説明しましょう。

消化のいい食品の代表がうどんですね。お腹の調子が悪いときに、お母さんにうどんを作ってもらったという人もいるでしょう。

うどんは純度の高い小麦粉で作られるため、真っ白な色をしています。胚《はい》乳《にゅう》部製粉の純度が高い小麦粉は糖質の塊《かたまり》です。しかも細かく製粉されているので、あっという間にブドウ糖に分解され、腸からスウッと吸収されます。

数ある食品のなかでもうどんは、食後血糖値の急上昇を招くトップ選手です。

消化の悪い食品の代表が食物繊維です。

セロリやごぼう、ふきなどの野菜にはたっぷりと食物繊維が含まれています。

そのほか、豆類やきのこ類も食物繊維が多い食品です。

食物繊維は消化されづらいため、腸の中にいつまでもグズグズと残ります。

このときに腸の中に溜まった余分な脂肪や汚れを絡め取る作業をしてくれます。

そして、最終的に便と一緒に体の外に排出します。

食物繊維は腸の掃除人というわけです。

次に、お昼にうどん屋さんに入った場面を想像してください。

うどんを注文すると、レタスを使ったサラダがついてきました。うどんとグリーンサラダ、どちらを先に食べますか？

お腹がすいているからといって、うどんから食べたら大損です。すきっ腹にうどんを食べると、うどんはすぐにブドウ糖に分解され、そのまま急速に吸収されていくからです。

逆に、サラダを胃や腸に先に入れるとどうでしょう？　サラダの食物繊維が吸収を邪魔するため、後から入ってきたうどんはなかなか消化・吸収されません。ブドウ糖が血液中に流れ込むまでには、かなりの時間がかかります。

どちらが血糖値を素早く上げるかは明らかですね。**消化しにくい食物繊維を先に食べるだけで、食後血糖値の上昇はゆるやかになるのです。**

このほか、たけのこ、きのこ、海藻類にも食物繊維はたっぷり含まれています。食物繊維ではありませんが、肉や魚も消化しにくい食べ物の代表です。

調理法は、細かくきざんであるものよりも、ゴロゴロ大きいものが消化しにくく、食材であれば、柔らかいものよりも硬くてよく噛む必要のあるもののほうが、消化しにくく血糖値が上がりにくい優良食材です。

すきっ腹にうどんを食べたとき

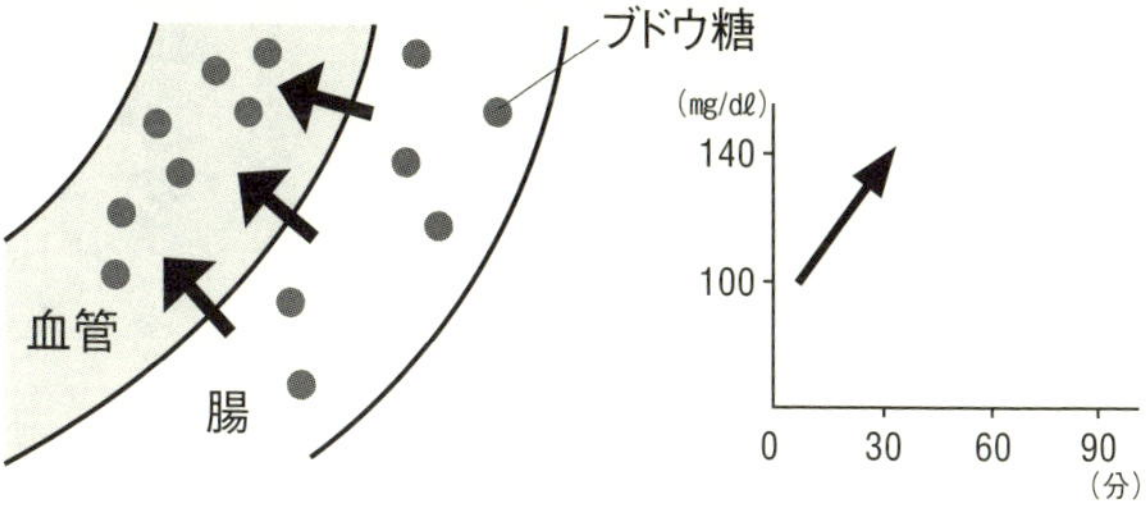

うどんはすぐにブドウ糖に分解され、みるみる体内に吸収される。その結果、血糖値が急上昇する。

先にサラダを食べたとき

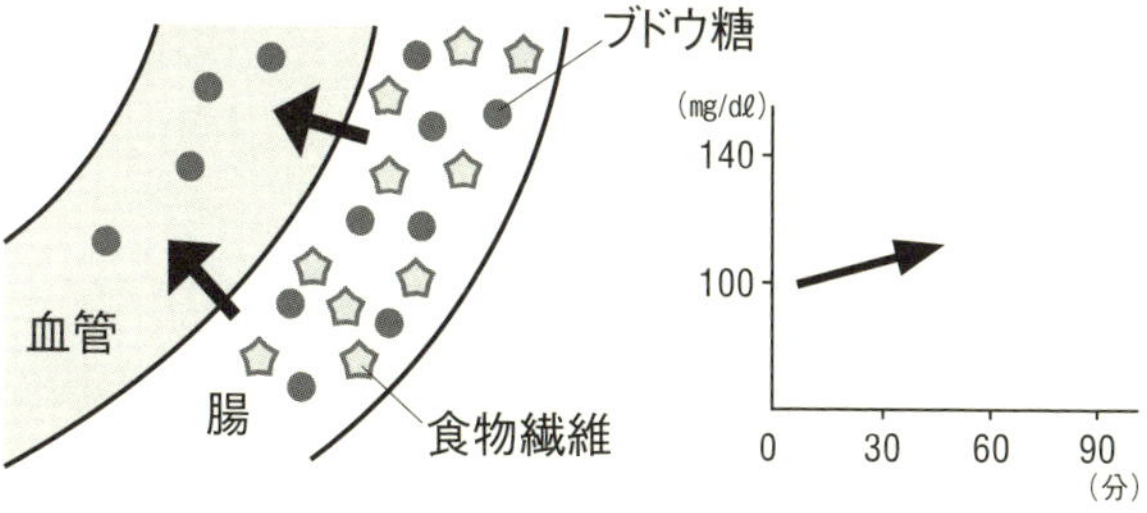

サラダの食物繊維が腸の中で邪魔をするため、ブドウ糖の吸収が遅くなる。その結果、血糖値の上昇は遅くなる。

15

事実、食べる順序を変えると人生が変わる

Q 最後に食べるといいのはどれ？

食べる順序について、もう少し詳しく見ていきましょう。

食物繊維と並んで、先に食べてほしい食品が肉や魚です。空腹時の吸収がいいときに、しっかりとたんぱく質を取ってほしいからです。

また、食の細い人は、先にほかのものを食べてしまうと、重要なたんぱく質が十分に取れなくなることがあります。おいしいメインディッシュを後に取っておきたいという気持ちもわかりますが、先に食べるようにしましょう。

では、毎日の夕食の場面を想像しながら、食べる順序を考えてみます。

仕事を終えて家に帰り、食卓に食事の用意をしました。お腹もいい具合にすいてきました。

今日の献立は、豚肉の生姜焼き、ポテトサラダ、冷や奴、わかめの酢のもの、そして、ご飯とじゃがいもの味噌汁です。

さあ、食後血糖値を上げないためには、どの順序で食べますか？

引っかかりやすいのが、ポテトサラダです。

レタス、セロリ、トマト、キャベツなどのサラダであれば、一番先に食べたいところですが、**じゃがいものでんぷんは糖質がたっぷりと含まれています。なるべく後回しにするほうがいいでしょう**。

したがって先に食べたいのは、冷や奴、豚肉の生姜焼き、わかめの酢のものです。その次にポテトサラダ。ご飯、糖分の多いじゃがいもの味噌汁は最後にしましょう。味噌汁の具がネギやアサリ、油揚げなどなら、最初にいきます。

お腹がすいているときに炊きたてのご飯を目の前に出されたら、ついモリモリ食べてしまいますね。でも、ご飯を最後にすれば、量が少なめでも満足できるのです。

16

超簡単なメニュー選びのコツ。炭水化物は白よりも黒！

❗サンドイッチを買うなら、迷わず黒いパン

炭水化物は糖質と食物繊維でできています。白米は米の食物繊維の部分を取り除いて、糖質の比率を高くしたものです。一方、食物繊維がついたままのものが玄米です。

ひと昔前は精製された白米は豊かさの象徴でした。貧しい時代には、真っ白でピカピカに炊き上がったご飯は憧れの的だったのです。

その後、日本が豊かになるとともに白米が当たり前になり、玄米は健康食として一部には人気がありますが、それほど一般的ではなくなりました。

糖質の割合が多い炭水化物（白米）は消化されやすく、食物繊維の多い炭水化物（玄米）は消化されにくい性質があります。

糖質の純度が高い白米は分解・吸収されやすく、あっという間にブドウ糖となって血管の中に溶けていきます。もちろん、血糖値は素早く上昇します。

一方の玄米は、成分に含まれる食物繊維が腸の中でぐずぐずと居座るため、糖の吸収をゆっくりにします。そのために血糖値の上昇はゆっくりとなります。

白いご飯と玄米の関係は、食パンと全粒粉《ぜんりゅうふん》のパンにも当てはまります。うどんとそばは、原料が違いますが、そばのほうが食物繊維やミネラルを含むという点では、同じように考えることができます。

ここで気がつくのは、白いものは糖質が多く、黒いものは食物繊維が多いということ。**炭水化物は、なるべく黒いものを選ぶようにしましょう。**たとえばサンドイッチを買うときは、迷わず黒いパンです。

また、製粉されたものよりも、原形をとどめている全粒粉や玄米などのほうが、消化に時間がかかり血糖値はゆるやかに上がります。ただ、日本で売られている全粒粉パンは、ほどんど全粒粉が入っていません。ですから基本的には、同じ白い炭水化物でも、パンよりは、ご飯のほうがおすすめです。

17

焼きそばパン、ポテサラサンド……ダブル糖質メニューで、血糖値は急上昇！

Q さらに上をいくトリプル糖質メニューって？

日常的に食べている食品のなかには、糖質の多い食材がダブル、トリプルで使われているものがあります。うっかり手を出すと、糖質が一気に増えるので注意が必要です。

まず、注意したいのがポテトサラダサンドです。コンビニエンスストアのサンドイッチ売り場でも定番の売れ筋商品ですね。

ところが、ポテサラサンドは、じゃがいものでんぷんをパンで挟んだ食べ物です。ある調査によると、ポテサラサンド1個に含まれる糖質は33・2g、炭水化物の比率は70％に達しています。「サラダ」とつくとヘルシーなイメージを連想しますが、だまされてはいけません。

コンビニのサンドイッチを買うときは、ハム、卵、レタスのシンプルなものがベターです。黒いライ麦パンなら、ベストです。

ダブル糖質の代表として殿堂入りさせたいのが、焼きそばパンです。誰が考えたのか知りませんが、糖質エネルギー爆発の〝逸品〟です。

焼きそばといえば、お好み焼きに焼きそばを入れるモダン焼きを忘れてはいけません。これに甘いソースをかければ、トリプル糖質です。

先日、テレビのグルメ番組を観ていたら、焼きそばピザという驚くべき食べ物が紹介されていました。もちろん、血糖値赤丸急上昇間違いなしです。

秋になると食べたくなるのが、栗ご飯です。ほっくりと炊き上がった栗の甘さが、ご飯によく合います。しかし、栗も糖質を多く含む食材です。上品に少量でとどめておきましょう。

逆に、きのこや油揚げを使った炊き込みご飯は、食物繊維が入りますので善玉となります。しょうゆや甘味を抑えて、大人の味に仕上げてください。

そばを注文するときは、けんちんそばはやめましょう。ごろんと入った里芋やにんじんには糖質がたっぷりです。

もちろん、とろろそばは、明らかなダブル糖質です。とろろは、麦飯やそばにかけるのではなく、まぐろの山かけでいただきましょう。きつねそばのお揚げは、砂糖で甘く煮てありますね。なるべく避けたいところです。

立ち食いそば屋さんをのぞくと、そばだけでは足りないのか、お稲荷さんを一緒に食べている人がいます。メタボまっしぐらの強烈な組み合わせの食事です。当然、ラーメンライスもご法度《はっと》です。

てんぷらそばも、安い店で注文すると衣が厚く、エビを探す状態になっています。立派なダブル糖質といえます。

18

ご飯を雑穀米に替えるだけ! 35%も糖質OFF

❗ 栄養素の高い納豆をトッピングすれば、さらにGOOD!

1日の糖質量を管理するにあたって、一番のポイントとなるのはご飯です。

ご飯1膳分（150g）の白米には、55gの糖質が含まれています。

仮に1日3膳のご飯を食べると、それだけで糖質165g。目標の200gにすでにリーチがかかった状態になってしまいます。

また、丼物のご飯の量は、お茶碗1膳分よりも多いのが一般的です。あるチェーンの牛丼（並盛）のご飯の量は260gで、糖質は96・2g。大盛りになると糖質118gとなります。

これはちょっと多いですね。

簡単なのは、1膳あたりのご飯の量を減らすことです。**何も半分にする必要はありません。せいぜい10～20％減らせば十分です。**1膳あたり20％量を減らすと、1日2回食べたとしても、ご飯による糖質は88gですみます。

ファミレスなどでは、「ご飯少なめ」とオーダーができます。ご飯を残すことに抵抗がある人は、最初から「少なめ」に注文するのがいいでしょう。

自宅で使うお茶碗を、ひと回り小さくするのもいい作戦です。

大きなお茶碗に少ないご飯はわびしいものです。小さめのお茶碗にほどよく盛れば、違和感は覚えないはずです。自分の気に入ったお茶碗を新調すれば、愛着も湧きますね。

前にもいいましたが、白米を玄米や雑穀米に替えるのもおすすめです。

白米は米から食物繊維などを削ぎ落とした、純粋な糖質の塊です。

一方の玄米や雑穀米は、見た目は冴《さ》えませんが、食物繊維やミネラルを含んだ優良食品です。

納豆に含まれる魅力いっぱいの栄養素

たんぱく質	筋肉や内臓の組織を作る
脂質	エネルギー源、神経組織の材料になる
ビタミンB	糖質をエネルギーに変換する
カルシウム	骨や歯を作る
鉄	血液の材料になる
カリウム	塩分の排出に欠かせない
食物繊維	脂肪、糖質の吸収抑制、整腸作用がある
レシチン	細胞膜、生体膜、脳、神経の材料になる
イソフラボン	強い抗酸化作用を持つポリフェノールの一種
ナットウキナーゼ	血栓《けつせん》を溶かす働きがある酵素
大豆サポニン	抗酸化作用に優れた栄養素
大豆ペプチド	たんぱく質の分解で作られる成分。疲労回復効果がある

100gあたりに含まれる糖質量は、白米の37gに対して、玄米34g、雑穀米30gです。それぞれ、10%、20%減らせる計算になります。

ご飯の量を20%減らして、さらに雑穀米に替えれば、合計35%も糖質をカットできる計算になります。

ご飯に何かをトッピングすれば、その分、全体のかさが増えてご飯の量を減らすことができます。ただし、塩分の多いものだと、ご飯がすすんでしまうので気をつけてください。

トッピングの王様といえば、納豆です。

納豆には植物性たんぱく質をはじめ、ビタミン、カルシウム、鉄、亜鉛、ナットウキナーゼ、イソフラボンなど多くの栄養成分が含まれています。さらに食物繊維を豊富に含むため、糖質の吸収をスローにしてくれます。

納豆を常備して、ご飯のおともにしてください。

そのほかにも、サバ缶や、ツナ缶、チーズなどを乗せると満足度も上がり、たんぱく質もしっかり取れて腹持ちします。

19

「フルーツの健康神話」はウソだった!? あの甘さは即、血糖値上昇のもと

Q フルーツを食べるならいつがいい?

フルーツはビタミンを豊富に含み、健康食の象徴のように崇《あが》められています。毎日、新鮮なフルーツを食べていれば、生活習慣病など心配する必要がないと信じている人もいます。

それだけに、フルーツを食べ過ぎると血管が老化しますよ、と指摘すると、驚く人が多いのです。

糖質は化学式によって、単糖類、二糖類、多糖類の3つに分類されます。多糖類は三糖類以上の総称です。

単糖類は最も単純な構造を持ち、腸から素早く吸収されます。その代表がブドウ糖で、ハチミツの成分として知られています。

また、二糖類、多糖類は消化液による分解という過程を経て、ブドウ糖になってから体内に吸収されます。つまり、吸収されるまでに手間と時間がかかるということです。

二糖類の代表がショ糖（砂糖）、多糖類の代表がでんぷんです。これまで、じゃがいものでんぷんを悪玉扱いしてきましたが、ブドウ糖に比べればマシな存在といえます。

問題は、フルーツに含まれる果糖です。

果糖はブドウ糖と同じ単糖類です。血糖値は上がりませんが、腸に入った途端に素早く吸収され、貧しい時代の日本人にとっては、栄養価が高く貴重でしたが、今は時代が違います。特に、もも、メロン、ぶどう、かきなど、品種改良が進んだ最近の甘〜いフルーツは要注意です。また、甘味を追加したフルーツジュース、フルーツスムージーは血糖値には極悪です。

とはいうものの、季節の味は楽しみたいもの。フルーツは、ビタミン、ミネラルも豊富なので、エネルギーを必要とする朝食に楽しめばいいのです。

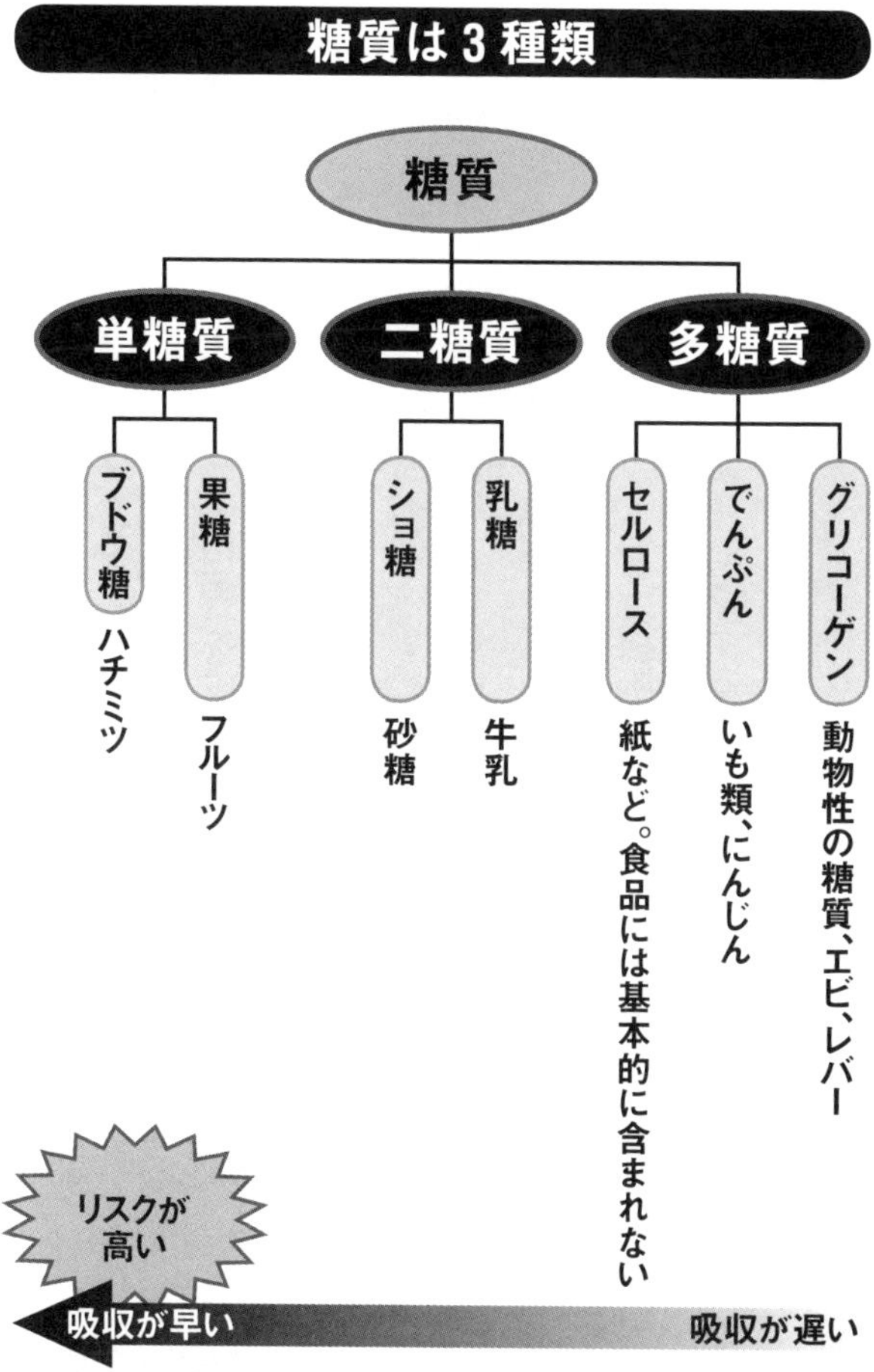
糖質は3種類
糖質
単糖質
二糖質
多糖質
ブドウ糖
果糖
ショ糖
乳糖
セルロース
でんぷん
グリコーゲン
ハチミツ
フルーツ
砂糖
牛乳
紙など。食品には基本的に含まれない
いも類、にんじん
動物性の糖質、エビ、レバー
リスクが高い
吸収が早い
吸収が遅い

20

早食い対策①
誰かをランチに誘う。一人のときは？

❗いろいろな人を誘って世界を広げよう！

早食いになりがちなのは、一人で食事をするときが多いようです。確かに、人数が多いほど会話が弾み、食事の手が遅くなります。逆に一人だと食べることに集中してしまい、どうしても早食いになってしまいます。

ランチのときは、なるべく同僚や友人を誘うようにしましょう。仲のいいランチ友達がいれば問題ありませんが、そうでなければ、いろいろな人に声をかけてみるのもいいでしょう。

専業主婦になると、さらに会話をするのは限られた相手になりがちです。ときにはあまり親しくない人を誘うと、新しい世界が広がるかもしれません。

相手がいなくて一人のときは、「ながら食事」を試してみてください。

新聞を広げながら、テレビを観ながら、スマートフォンの情報をチェックしながら……、何でもオッケーです。

子どもの頃はそんなことをすると行儀が悪いと叱られましたが、生活習慣病を気にする年になったら、もういいでしょう。

何かしながら、だらだらと時間をかけて食べることを心がけてください。

仕事が忙しくてランチの時間が遅くなると、お腹がとてもすいてしまいますね。それは、早食いに陥りやすい状況といえます。

お箸を手に持って、「ようやく来た!」とばかりに飛びつくと、もう早食いの餌食です。

大人らしくゆったりとかまえて、定食の内容をじっくりと見定めるくらいの余裕がほしいところです。**ひと通り見渡してから箸を取り、おもむろに酢のものから手をつける。――これが賢い食べ方です。**

21

早食い対策②
麺類はどうする？

❓とっておきのズボラワザとは？

早食いは、食後血糖値を上げる原因のひとつです。

人間が満腹を感じるのは、お腹に食物がたくさん入ったからではありません。食事をして血糖値が上がると、脳の視床下部《ししょうかぶ》にある満腹中枢がそれを察知し、「十分に栄養を取った。食べるのをやめよう」と指令を出すからです。

食事を始めてから満腹中枢が反応するまで、約20分かかるといわれています。

したがって、早食いをすると、本当は十分な栄養を取っているはずなのに満腹感を覚えないことになります。それが食べ過ぎの原因になるのです。

逆に懐石《かいせき》料理やコース料理のように少量の皿が複数ゆっくりと出てくると、あまり量を食べていないのに満腹感を覚えます。

大人らしく、ゆっくり食べるのがいいのです。

どうしても早食いになりやすいのが、麺類です。

スープと一緒に口に入れると、よく噛まずに飲み下してしまいますね。ラーメン、そば、うどん、そうめん、焼きそば、スパゲティなど、すべて麺類は、早食いになりがちです。

特に立ち食いそば屋さんでは、みんな早食い競争でもしているかのように、せわしなく黙々とそばを口に運んでいます。

しかも、麺類は炭水化物の比率が高い食材です。早食いになるうえに糖質が多いのですから、食後血糖値が最も上がりやすい危険な食べ物といえます。

「麺は特にゆっくり食べましょう」といいたいところですが、こればかりは時間をかけていると、伸びてまずくなってしまいます。

ここはズボラ流で、いっそ、麺類を食べる回数を減らしてしまうのが、最高の解決方法です。週に1回程度にしておきましょう。

22

早食い対策③
シンプルだけど最強の秘技！

❗早食いを是正する最強の手段は、よく噛むこと！

早食いの人は、ほとんど噛まずに飲み下し、次から次に口に食べ物を入れる傾向にあります。

口に食べ物を入れたら20回ずつ噛むことを目標にしてください。

20回噛むことは簡単そうでいて、けっこう難しいものです。よほど意識していないと、すぐに忘れて回数が元に戻ってしまいます。

でも、それでいいのです。

気がついたら20回噛む。それを繰り返しているうちに、徐々によく噛むようになっていくからです。

なかなかうまくいかないという人は、ひと口食べるたびに、箸を置いてみて

ください。

よく噛むことのメリットはほかにもあります。

まず、よく噛んでいると唾液の分泌が高まります。口の中とその周囲をきれいにするのは唾液の働きです。

歯と歯ぐきの間には歯根膜というクッション状の器官があります。噛む動作をするとこの歯根膜が圧迫を受け、そのときに日本顎咬合学会《がくこうごう》によると、3・5㎖ずつ血液が押し出されるというのです。まるで口の中にある「第2の心臓」のような存在です。

押し出された血液は、脳への血流をよくします。それによって頭がすっきりとし、認知症予防にもつながります。

1回噛むごとに認知症のリスクが減るとなれば、一生懸命に噛みますよね。

23

夕食が遅くなる人は、ランチをたっぷりにするといい!

Q シメのラーメンが悪い3つの理由とは?

食後血糖値を下げるためには、食後の活動量がポイントになります。食べた後にじっとしていると、血糖値が十分に下がってくれません。

危険なのは、仕事の関係などで夕食が遅い人です。

理想をいえばベッドに入る4時間前には夕食を食べ終えたいところです。**夕食を終えて1時間以内に眠る生活を続けていると、血糖値が下がりづらい体質になっていきます**。

どうしても遅めの時間にしか食べられない人は、夕食をなるべく軽くすることです。夕食を減らす代わりに朝食や昼食をしっかりと取れば、日中の活動時間にエネルギーを集中して使うことができます。

日本では晩、昼、朝の順に食事の量が多い傾向にあります。かつては家族で食卓を囲む家族団らんが一般的だったため、その習慣が残っていると想像されます。

しかし、家族形態は大きく変化しました。今や、4人、5人の家族が毎晩、そろって食卓につくことは稀《まれ》といえます。

仕事からの帰りが遅く、一人で夕食を食べるのであれば、3食のバランスを見直したほうが得策でしょう。

ついでにひと言、補足しておきます。

お酒を飲んだ後の「シメのラーメン」だけは、我慢してください！

理由はもうおわかりですね。糖質、早食い、遅い時間の食事。食後血糖値を上昇させる悪の三拍子がそろっているからです。

しかも、ラーメンのスープの濃い塩分は、夜間に血圧を上げる要因にもなります。

24

ちょこちょこ食べる1日5食は血管を老けさせない！

❗ 気分もマメにリフレッシュできる！

日本では、「1日3食」が一般的ですが、世界は広いもので、いろいろな食事習慣があると聞きます。

アジアのある国では、1日5食、6食と食べるのだそうです。その代わり、1食あたりの量はかなり少なめです。簡単にいうと、血糖値が下がってお腹がすくと、それを補充するというイメージです。

1食の量が少ないということは、食後血糖値の上昇も小さいといえます。**血糖値のグラフでいえば、小さく上がって、小さく下がるカーブになります。**これはある意味、理想的な食事といえます。

たとえば、食事の時間が割と自由に決めることのできる人は、こんな食事の取り方はいかがでしょう。

午前7時……牛乳とバナナ
午前11時……全粒粉パンのBLTサンド
午後2時……チキンと野菜のサラダ
午後6時……炊き込みご飯（小）とスープ
午後9時……冷や奴、アジの開き、ビール

気ままな時間に小さな食事をする、というライフスタイルも楽しそうです。自由な一人暮らしにはフィットしそうな予感がします。

いずれにしても大切なのは、ドカ食いをしないということです。特に活動量が減る夜の時間に、まとまった食事をするのはよくありません。

もしも、宴会などで夕食を食べ過ぎたときは、遠回りして歩いて帰るなど、リカバリーしましょう。

1日5食は血糖値が上がりにくい

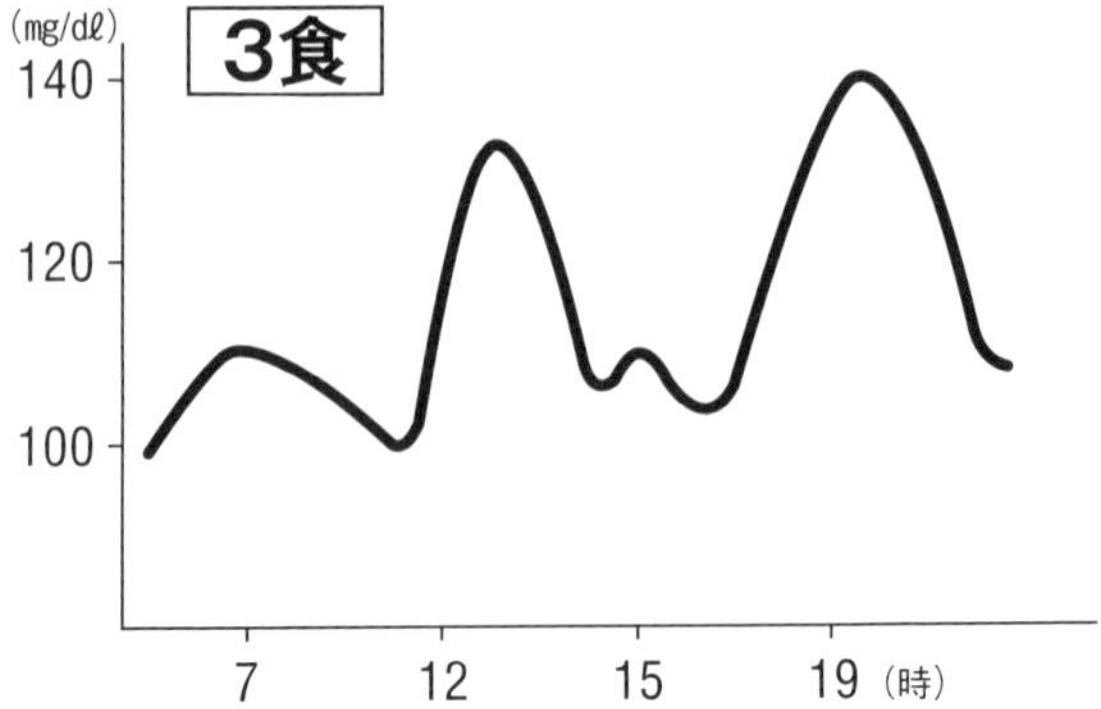

1日3食の食習慣は、食後血糖値の上がり方が大きくなる。特に夕食後に高くなりやすい。

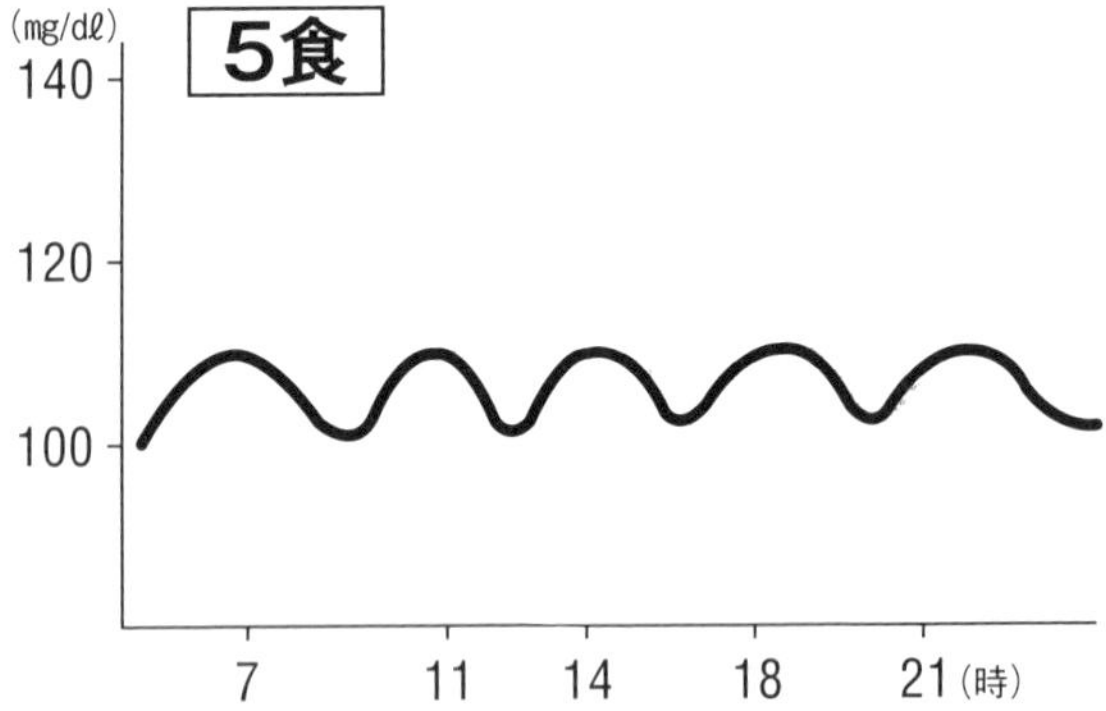

ちょこちょこ食べる1日5食は、血糖値の変動が小さくなる。

25 アメリカ合衆国農務省も認める「新」地中海食をズボラに取り入れる！

❗ エビ、タコ、青魚、貝類、海藻もたっぷり！

生活習慣病を抑える理想食として知られるのが、アメリカで考案されたDASH食です。当初は高血圧予防のために開発されましたが、血糖値コントロールの観点からも参考になります。

DASH食で注目している栄養素は、カリウム、カルシウム、マグネシウム、食物繊維、たんぱく質です。カリウム以下のミネラルは脱塩効果が認められ、血圧を下げる効果が期待できます。

具体的には、ブロッコリー、ほうれん草などの野菜、リンゴ、キウイなどのフルーツに加え、ナッツ、乳製品などで構成されています。**DASH食の効果**

理想的DASH食品の割合

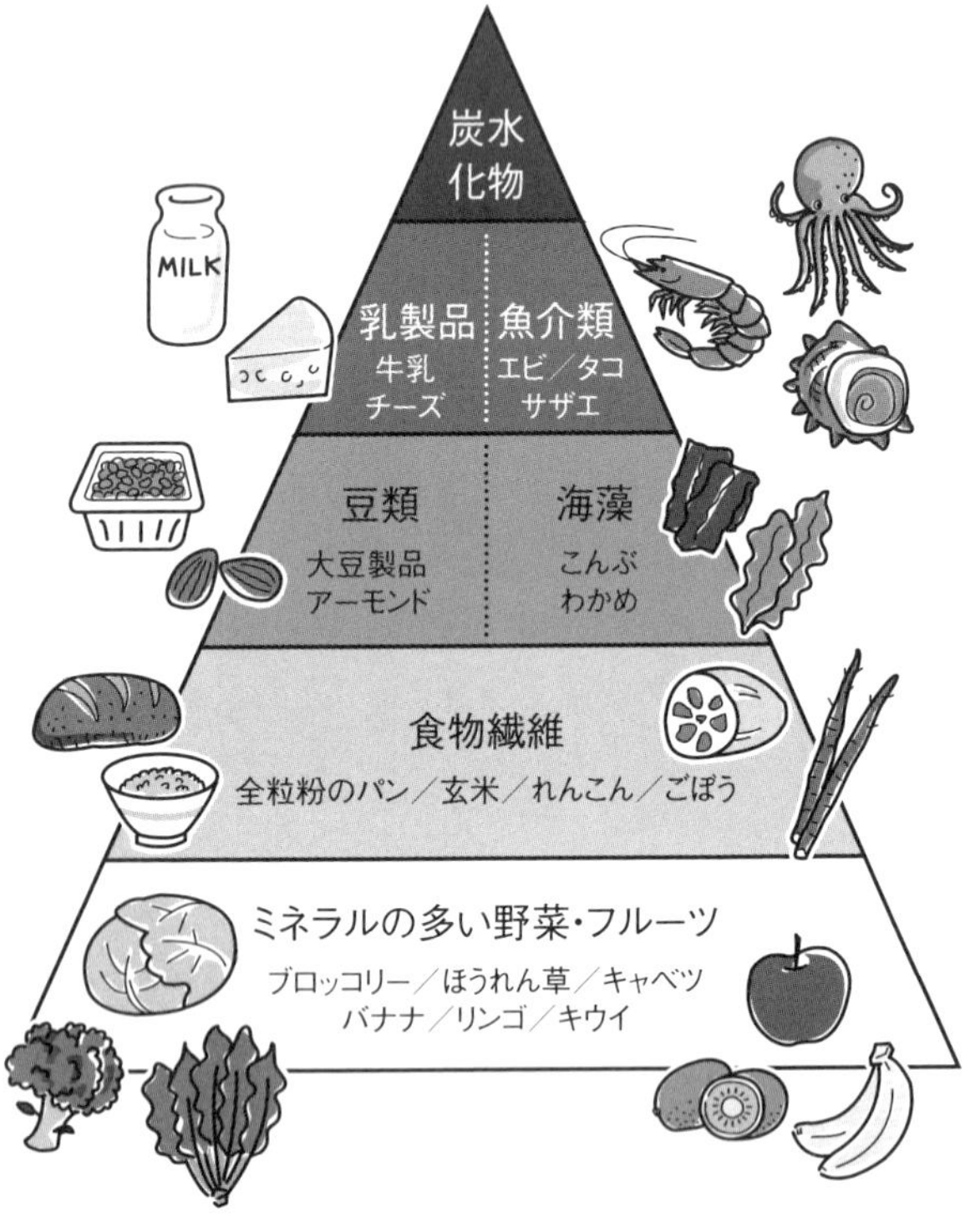

は数々の実験で証明され、アメリカ合衆国農務省も推奨しています。

ＤＡＳＨ食のもとになったものが地中海食です。魚、エビ、タコ、貝類といった海産物がたんぱく源となり、オリーブオイルやワインなどもラインナップされます。

野菜ではトマトが主役となり、大麦パンもすすめられています。なお、食物繊維はさまざまな食品に含まれていますが、近年、穀物由来のものがよりよい、という説が有力になってきました。**なかでも大麦の食物繊維が最もいいのだそうです。**パンを食べるなら大麦パンがいいでしょう。

地中海食に肉、卵などの動物性たんぱく質、さらに海藻を加えると、最強の健康食になりそうです。これを「新」地中海食と呼びましょう。

魚介類は日本の風土に合っていますので、取り入れやすいですね。ズボラな人は、ナッツやするめイカを常備しておいて、小腹が減ったら、ポリポリ、もぐもぐするといいでしょう！

26

野菜ジュース、スポーツドリンク、バランス栄養補助食品は本当はどうなの？

Q 疲れたときは甘いものがいいって本当ですか？

25ページの1日の糖質摂取量グラフをもう一度、見てください。全年代を通じて、男女ともに糖質を多く取り過ぎていることがわかりますね。特に30代女性、50代女性が多いのは、いったいどうしたことでしょう？

若い女性の過剰糖質は、お菓子や間食が原因と考えられます。職場のデスクの引き出しにいろいろなお菓子を常備している人が多いからでしょう。砂糖を使った菓子類は糖質そのものです。

砂糖の甘さには中毒性があります。**一度、甘いものを食べる快感を覚えると、禁断症状に似た欲求が生まれるのです**。

疲れたときに甘いものを食べると元気が出る、などといいますが、これも本当に逆効果です。一時的に脳の中枢が刺激されて快感を覚え、元気になったと錯覚しているだけであり、またすぐに砂糖がほしくなってしまいます。

最近では「糖質控えめ」のお菓子が販売されています。我慢したくないズボラな人は、こうしたものを選ぶといいでしょう。

お菓子以上に問題なのが清涼飲料水です。

水分に含まれる糖質は、固形物よりも吸収が早くなります。ぐびぐびと勢いよく飲めば、次の瞬間に血糖値がうなぎ上りに上昇します。

野菜ジュースやスポーツドリンク、クッキータイプの健康補助食品といえばヘルシーなイメージがありますが、基本的には同じです。甘くないとおいしくない。おいしくないと売れない、というわけで、メーカーは遠慮なく甘味を増やしているのです。

近年、子どもの糖尿病が問題になっています。主な原因は、お菓子と清涼飲料水です。親が正しい知識を持って管理しないと悲劇が生まれてしまうのです。

お菓子に含まれる糖質

ショートケーキ	100g	46g
ホットケーキ	２枚	30g
あんぱん	１個	26g
プリン	１個	16g
シュークリーム	１個	10g
アイスクリーム	１個	22g
せんべい	２枚	10.7g

清涼飲料水に含まれる糖質

コーラ	250mℓ	30g
缶コーヒー	250mℓ	26g
スポーツドリンク	250mℓ	20g
サイダー	250mℓ	26g
野菜ジュース	200mℓ	15g
お茶	250mℓ	0g

500mℓ入りのペットボトル1本の場合は、このほぼ2倍、あんぱん2個分に匹敵するから要注意だ!

27

夢じゃない！　血糖値を下げるスイーツがあった！

❗カカオ分70％以上の、苦みばしったすごいヤツ！

本書では、我慢も努力もいらない血糖値降下法を紹介しています。

「それなのにお菓子を我慢しろというのは、おかしくない？」

確かにこのままでは、〝看板倒〟れになってしまいます。そこでとっておきの切り札を紹介しましょう。

甘いお菓子をどうしても食べたい人には、ダークチョコレートを推薦します。

近年の研究で、カカオ分70％以上のダークチョコレートに素晴らしい健康効果があることがわかったのです。

その秘密は、カカオに含まれるカカオ・ポリフェノールです。ポリフェノールは赤ワインやブルーベリーなどに多く含まれる成分です。動くことができない植物が持つ免疫力と考えられています。

ポリフェノールには強力な抗酸化作用があり、血液を酸化から守る働きが認められています。しかも、**ダークチョコレートに含まれるポリフェノールは赤ワインの4倍以上で、傑出した威力を持っているのです。**

また、リグニンという不溶性食物繊維もたっぷりと含まれています。まさに血糖値を下げるにはもってこいのスイーツといえます。

大切なのは、「カカオ分70％以上のダークチョコレート」というところです。カカオ分が低いチョコには、カカオ・ポリフェノールが十分ではありません。また、ホワイトチョコやミルクチョコは製法が違うため、ポリフェノールが少なく糖質が多いという、まったく異なる成分構成になっています。

「そうか、チョコレートがいいのか」と早合点して、ホワイトチョコやミルクチョコを食べると血糖値上昇という逆効果になってしまいます。

チョコレートの分類

	ダーク チョコレート	ミルク チョコレート	ホワイト チョコレート
カカオマス	○	○	×
ココアバター	○	○	○
砂糖	○	○	○
乳製品	×	○	○

※ダークチョコレートはスイートチョコレート、ブラックチョコレート、ビターチョコレートとも呼ばれる。

チョコレートとココアに含まれる栄養成分（100gあたり）

	ダーク チョコレート	ミルク チョコレート	ホワイト チョコレート	ピュアココア （粉末）
糖質 （炭水化物）（g）	33.5	55.8	50.9	42.8
食物繊維（g）	11.9	3.9	0.6	23.9
ポリフェノール （mg）	2533	700	微量	4100
エネルギー （kcal）	569	558	588	271
たんぱく質 （g）	10.7	6.9	72	18.5
脂質（g）	41.1	34.1	39.5	21.6

※ダークチョコレートはカカオ分72%のもの。

28

イタリアの医師が証明！ダークチョコレートの驚きの効能

食前に1個、食間に2個、チョコチョコ食べよう！

「ダークチョコレートが血糖値を下げる」といっても、「本当かなあ」と信じない人がいます。そんな人に、決定的な証拠をお見せしましょう。

イタリアのサン・サルバトーレ病院のグラッシー先生は、健康な成人15人を2つのグループに分け、一方にはダークチョコレートを、もう一方にはホワイトチョコを15日間にわたって食べてもらうという実験を行いました。

左ページのグラフは、その実験結果を示したものです。

結果は一目瞭然ですね。

ダークチョコレートを食べたグループは、明らかに血糖値が下がっています。

ホワイトチョコのグループは、逆に上昇していました。

チョコレート摂取による食後血糖値の変化
血液生化学・血液一般データ

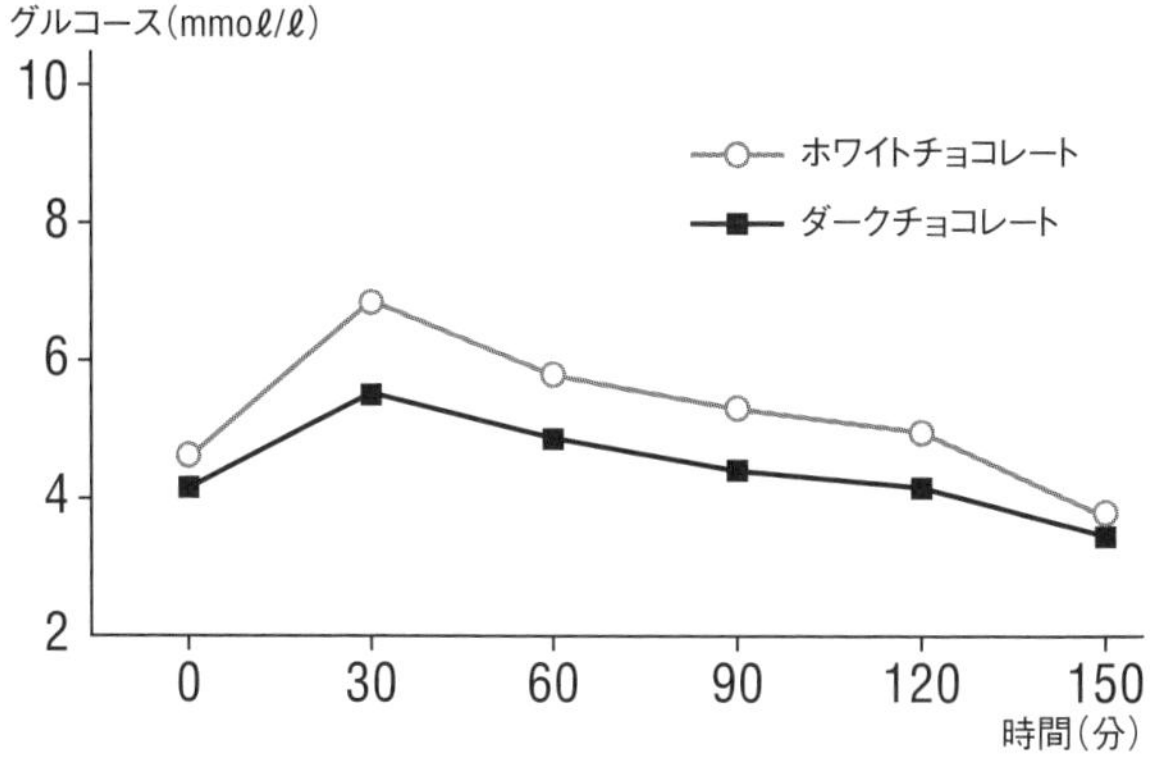

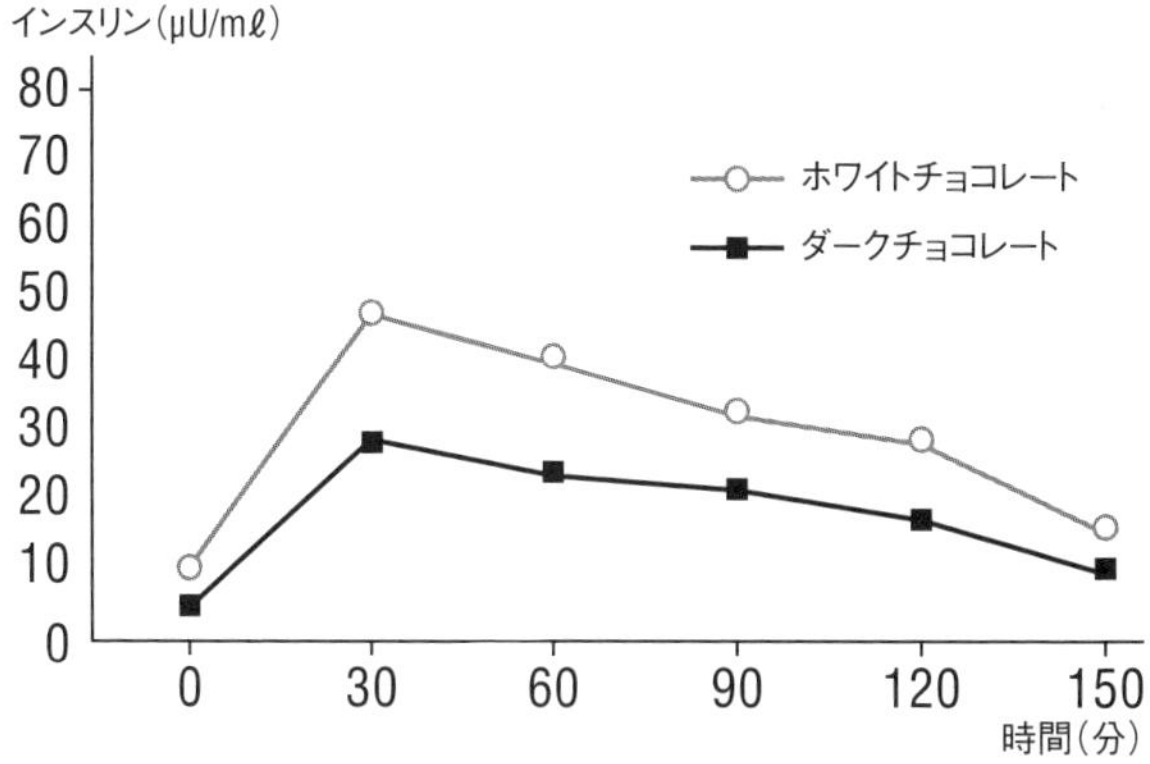

出典:Grassi D. et al.(2005). Am J. Clin. Nutrit. 81.611-614

さらに、ダークチョコレートは血液中に漂う不必要なインスリンを減らすこともわかりました。血液中にインスリンが多いと肥満をもたらし、膵臓《すいぞう》を麻痺させてしまうほか、血圧も上げてしまうのです。

チョコレートは、やはりカカオ分70％以上のダークに限ります。

チョコの食べ方にも、ちょっとしたコツがあります。

チョコの効果は長続きしないため、チョコチョコ食べるのがいいのです。**おすすめは5gずつを5回に分けて、1日に25gを食べることです。**

うまい具合に5gずつ包装された商品が発売されています。こうしたものを選べば、手間が省けます。

また、チョコはたった5gでも満足感が得られるので、食前にひとかけら食べればご飯の量をセーブできるメリットもあります。含まれている食物繊維の効果も十分に生かすことができますね。

食前に1個ずつ、さらに食間に2個食べれば効果抜群です。

29

圧倒的に糖質の少ないお酒はどれ?

Q ビールの糖質が気になる。どうする?

「酒は百薬の長」といわれるように、その健康効果は昔から知られていました。健康長寿の人がインタビューを受けて、「楽しみは晩酌です」と笑顔で答えるシーンは、酒好きの人は見ていて勇気づけられますね。

若々しい血管の内壁からはNO(一酸化窒素)という物質が出ていることがわかっています。**赤ワインポリフェノールには、そのNOを出す効果があるとされています。**

お酒には、精神的なリラックス効果や血管を広げて血圧を下げるなど、その効能を示す報告は多くあります。

赤ワインのポリフェノールが動脈硬化を抑えることは、すでに立証されています。動脈硬化は、傷ついた血管壁に酸化した悪玉コレステロールが入り込むことで起こります。赤ワインのポリフェノールは、コレステロールの酸化を抑制する働きがあるのです。赤ワインの実力は、フランス人に心臓疾患が少ないことでも証明されています。

しかし、お酒はいくら飲んでもいいというわけではありません。肝臓を傷めるほどがぶ飲みするのは論外。適量を守って、いつまでもお酒と仲良くつき合っていくのがベストです。

では適量はどのくらいなのでしょう?

ビール……500㎖
日本酒……1合
ワイン……グラス2杯
焼酎……水割り2杯
ウイスキー……ダブル2杯

お酒の糖質量

ビール	500mℓ	15ｇ
純米酒	1合	6.5ｇ
純米吟醸	1合	7.4ｇ
本醸造	1合	8.1ｇ
赤ワイン	1杯（120mℓ）	1.8ｇ
白ワイン	1杯（120mℓ）	2.4ｇ
ロゼワイン	1杯（120mℓ）	4.8ｇ
梅酒	1杯（90mℓ）	18.6ｇ
紹興酒	1杯（90mℓ）	5ｇ
レモンサワー	200mℓ	5ｇ
ウイスキー		0ｇ
焼酎		0ｇ
ウォッカ		0ｇ

このくらい飲めれば、まあ楽しめるでしょう。

もうひとつの注意点は、糖質です。お酒の種類によって糖質の量が異なります。糖質が多いと、当然、血糖値は上昇します。

ビール500㎖には、約15ｇの糖質が含まれています。ビールはお酒のなかでも糖質が多いといえます。気になる人は、「糖質ゼロ」の商品がいいでしょう。

最近ではビールばかりか、日本酒にも「糖質ゼロ」という商品が登場しています。たとえば、「月桂冠　糖質ゼロ」は、メーカー独自の「ＧＳＤ製法」「後味スッキリ製法」を駆使して、糖質を極限までカットした商品です。

ただ、日本酒の糖質は99ページの表でわかる通り、ビールほどではありません。

なお、ウイスキーや焼酎などの蒸留酒は糖質がゼロです。意外にも甘さの強いワインも、かなり糖質は低いのです。糖質オフを徹底したければ、こちらがおすすめです。

30 お茶を飲むだけ！ ポリフェノールをフル活用しよう

ほっとひと息が、糖尿病を防ぐ！

赤ワインのポリフェノールは、あのきれいな赤い色に隠されています。白ワインは製法の過程で、ポリフェノールを多く含む皮を取り除いてしまいます。したがって、赤ワインのほうが白ワインよりもポリフェノールが多いのです。

ポリフェノールが多いフルーツでおすすめしたいのが、ブルーベリーです。**ブルーベリーに含まれるアントシアニンには、赤ワイン同様、血管を健康にする働きがあります**。もちろん、視力回復効果があることは、よく知られていますね。ブルーベリーは、糖質が少ない点でも安心です。

リンゴにはプロシアニジン、カテキン、フラボノイドなど数種類のポリフェノールが含まれ、リンゴ・ポリフェノールと総称されます。「1日1個のリンゴで医者いらず」の背景には、豊富なポリフェノールがあったのです。

意外な食品にもポリフェノールは含まれています。

かつてはコーヒーのカフェインが体によくないなどといわれましたが、信憑性のある実験により、糖尿病の発症を抑える働きがあることが判明しました。**コーヒーの健康効果はクロロゲン酸というポリフェノールの働きによります**。仕事の休憩時間に、ブラックでゆっくりと味わってください。

お茶の仲間には優良なポリフェノールを持つものが多くあります。日本茶に含まれる渋味成分のカテキンもポリフェノールの一種で、強い抗酸化作用が認められています。

また、紅茶にはテアフラビンという特有のポリフェノールが含まれるほか、ウーロン茶、プーアール茶などの中国茶も優良です。グアバ茶、柿の葉茶、桑の葉茶などを試してみて、好みに合うものを探して楽しむといいでしょう。

31 あれば使うから！常備しておきたい食品ベスト5

Q 家庭で使うオイルは何がいい？

日常の食事でたくさん取りたい食品について、まとめて解説をしましょう。

カロリー制限をしている人は一様に脂質を嫌いますが、「体にいい脂質」は積極的に取りたいものです。

その代表がオリーブオイルです。これは常備しておきたい食材ナンバーワン！　**オリーブオイルは一価不飽和脂肪酸に属し、悪玉コレステロールを減らす働きが認められています。**家庭の調理には、サラダ油をすべてオリーブオイルにするといいでしょう。アーモンドやナッツの油も一価不飽和脂肪酸です。

常備したい食材ナンバー2はナッツ類！　ナッツ類には食物繊維、ビタミン、ミネラルも豊富に含まれています。**なるべく塩分の少ないものを選んで、赤ワインのつまみにすれば完璧です**。

ナンバー3は酢！　酢には米酢、黒酢、ワインビネガーなどいろいろあり、種類を問わず血糖値、血圧を下げる効果があります。そのパワーの秘密は、素材を発酵させるときに生まれるクエン酸やアミノ酸。クエン酸には疲労回復効化も期待できます。ちなみに、発酵・熟成の過程を省いた酢を「合成酢」と呼びます。安価で、酢が本来持つパワーはありません。「醸造酢」の表示があるものを選びましょう。

ナンバー4はトマト！　トマトの赤い色は、カロテノイドの一種であるリコピンの色です。これも抗酸化作用が強く、活性酸素を抑える働きがあります。**トマトは抗酸化ビタミンとして知られるビタミンC、E、さらにはβ《ベータ》カロテンを含み、**いずれも血糖値や血圧を正常に保つ際に欠かせない栄養素です。

ナンバー5はオレンジ色の2食品！　βクリプトキサンチンを含むミカン、アスタキサンチンという色素を持つサケです。

32

甘さが恋しいときは糖質ゼロの人工甘味料を

❗ 少量を味わうならハチミツもGOOD！

コーヒーや紅茶に血糖値を下げる効果があると解説しましたが、砂糖をたっぷり入れてしまっては元も子もありません。

どうしても甘さがほしいのなら、人工甘味料にしてみましょう。

人工甘味料の原料にはいくつかの種類があります。

アスパルテーム、キシリトール、アセスルファムカリウムなどです。

このうちアスパルテームが最も普及していて、糖質、カロリーともゼロです。

かつては熱に弱く、調理に使うと甘味を失ってしまいましたが、現在では熱に耐える商品も開発されています。

コーヒー、紅茶はもちろん、煮物やスイーツ作りの際に、砂糖の代わりに利用するといいでしょう。

キシリトールは樺《かば》の木から発見された自然の甘味成分で、野菜やフルーツなど自然界に広く存在しています。

虫歯を引き起こさない甘味料として研究され、チューインガムをはじめとする加工食品に多く使用されています。また、甘味料としても販売されていますので、砂糖の代用品としても使えます。

人工甘味料に抵抗がある人はハチミツをお試しください。

ハチミツは蜂が集めてきた花の蜜が主成分です。**ビタミンやミネラルを含み、抗酸化作用があるとされています。**

また、花の種類によって香りや風味を楽しめるのも特徴。

ただし、その甘さは、とても吸収がいいブドウ糖ですので取り過ぎには注意が必要です。紅茶やヨーグルトに、そっとひと匙、入れるのがいいでしょう。

33

高血圧と糖尿病は、共謀して血液をドロドロにする

Q 一気に両成敗する方法はないの?

「高血圧と糖尿病は悪友」だといいます。

お互いの足を引っ張り合って、一緒に血液・血管の状態を悪くするという意味です。裏返せば、高血圧と過血糖は一度に治すことも可能です。この際、生活習慣を改善して、両成敗してしまいましょう。

高血圧で最も多い原因は、塩分の取り過ぎです。

血液中の塩分が高くなると、それを適正な濃度に戻すために水分を吸収して薄めようとします。そうすると血液の量が増えて、血圧が高くなるのです。

ちょうどホースの中を流れる水の量が増えるとホースがパンパンに膨らんで、

水圧が高くなるのと同じ理屈です。

血圧が高くなると内壁に負担がかかって、血管が傷みやすくなります。それが動脈硬化や脳梗塞の原因となります。

血圧は刻々と変化しています。

運動をしたり、興奮したりすると上昇し、リラックスすると低下します。

仮に健康診断のときに正常値でも、仕事中のストレスが多い人は、長い時間、高血圧状態になっている可能性があります。それを「職場高血圧」といいます。

また、就寝中に10％以上、低くなるはずの血圧が下がらない人がいます。これを「夜間高血圧」と呼びます。

夜間高血圧の主な原因はストレスです。心配事を引きずって気持ちが昂《たかぶ》ると、自律神経が不調になり、就寝中も血圧が下がらないのです。

また、睡眠時無呼吸症候群も疑われます。マウスピースや枕など、対策グッズが販売されていますので、試してみるといいでしょう。

34

ちょっぴり高い「天然塩」にするだけで、自動的に減塩できる!

❗しょうゆや味噌は控えめに使おう!

高血圧を防ぐには、食事の塩分を減らすことが有効です。この際、糖質オフ、塩分オフを同時に実践できる大変オトクな方法を教えましょう。

厚生労働省は理想の塩分摂取量を1日6gとしています。ところが、日本人は平均して2倍に近い11gを摂取しています。およそ半分にすることが目標となります。

しかし、実際に自分が取っている塩分量を正確に知ることはできません。それを測定しようとするより、**まずは、塩分を控えめにする意識を持つことが大切です**。

このあたりの考え方は糖質オフと同じですね。

塩分取り過ぎの大きな原因となる食べ物がラーメンです。

ラーメンのスープの塩分は超高濃度です。**ある大手チェーンのしょうゆラーメンの塩分は7・5g、担担麺は9・4gと公表されています。**これだけで厚生労働省の1日の理想の塩分摂取量を超えています。量が少ないカップ麺にもだいたい5・5gの塩が入っています。ラーメンは糖質オフの観点からもよくありませんでした。なるべく控えめにするのがいいでしょう。

ファミリーレストランなどの大手外食チェーンは、カロリーとともに塩分、炭水化物の量をメニューに表示しています。オーダーをする前にチェックしましょう。

家庭で使う調味料を見てみましょう。

みなさんは、赤いキャップでお馴染みの「食卓塩」を使っていますか？　いわゆる精製塩と呼ばれるもので、ボトルの裏の成分表には「99％以上　塩化ナトリウム」と書かれています。塩化ナトリウムとは、塩のことです。

もともと塩は海水を干して作る自然塩でしたが、加工用に使うには効率が悪いために、工業的に精製した塩が開発されました。玄米を精米して白米にした過程と似ていますね。

一方の天然塩は、昔ながらの製法で作られた塩です。塩化ナトリウムのほかにカルシウム、マグネシウム、マンガンなどのミネラルが入っています。**食卓塩を天然塩に替えれば、それだけで10〜20%の減塩となります**。

しょうゆと味噌は、日本が誇る伝統的調味料ですが、塩分濃度が高いのが玉にきずです。しょうゆは大さじ1あたり2・6g、赤味噌は2・3gの塩分が含まれています。

野菜炒めや焼き魚に、多めにしょうゆをかける人がいますが、まず、それはやめましょう。控えめを心がけることが大切です。味噌汁は具を多くすると、汁の量が減っても満足感が得られます。また、意外にも市販のだしの素にも塩が含まれています。自分でだしを取ると減塩できます。

しょうゆや味噌にも減塩商品がありますので、活用しましょう。

35

慣れれば快感！減糖、減塩生活はズボラでいこう

❗お土産にもらったお菓子は、おいしくいただこう！

減糖、減塩による健康的な食生活を提案してきました。1日の摂取目標値は糖質200g、塩分6gでしたね。

しかし、あまり神経質になり過ぎてはいけません。**あれを食べちゃダメだ、これを食べちゃダメだ、と考え過ぎると、それがストレスになるばかりか、食事がまずくなってしまいます。**

努力や我慢をすることなく、自然に減糖、減塩を達成するのがベストです。そのためには、健康な食生活を習慣にすることです。

初めのうちは、減糖、減塩の意識を持つことが多少、要求されます。ただ、それもほんの1カ月くらいです。体が慣れてくると不思議なもので、糖質が多

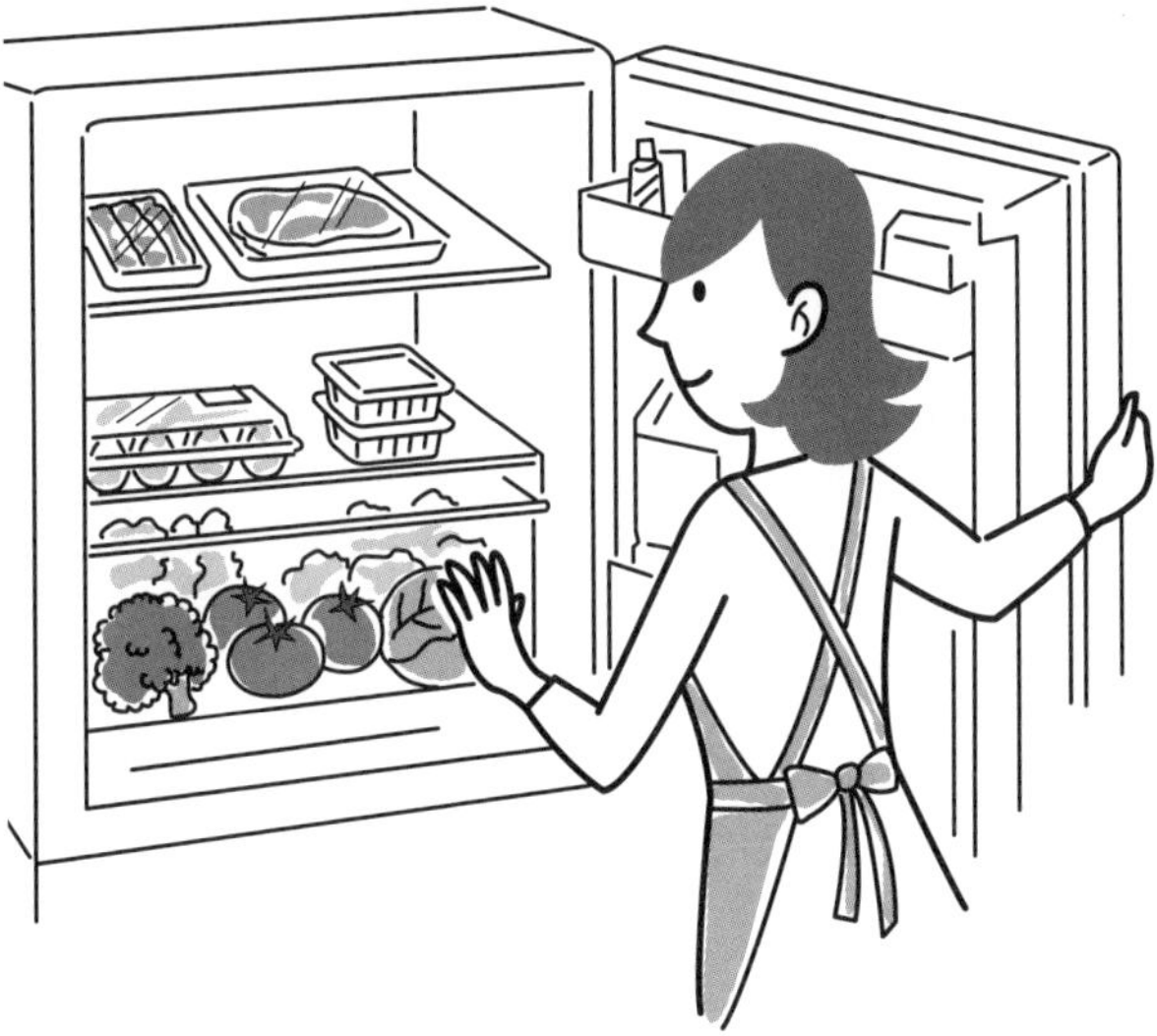

いもの、塩分が多いものがほしくなくなります。**そして、減糖、減塩の食生活が気持ちよく感じられてきます。旬の野菜そのものの味、うまみに感動さえ覚えるようになります。そうなれば、しめたものです。**

推奨した優良食材を、冷蔵庫に常備するのが成功のコツです。献立に組み込むことから考えると、面倒になります。とにかく冷蔵庫に入れておけば、野菜炒めや味噌汁にちょこちょこと使うものです。肉、卵、ブロッコリー、トマト、納豆などは、買い物の際に必ず買って、頻繁に食卓に上げてください。

旅行のお土産にもらったお菓子やクリスマスのケーキはどうしたらいいか、という質問をよく受けます。

答えは、「ぜひ、おいしく食べてください!」です。

しょっちゅう食べるのがよくないのであって、たまに食べる分には問題ありません。自分の負担にならないように、ゆるくズボラに考えてください。

第4章

ズボラでも運動量を増やせる裏ワザあれこれ！

36

ハードルは、ここまで低いほうがいい！

Q 有酸素運動、無酸素運動は、どっちが大切？

生活習慣病への対応は食事の工夫と運動が両輪です。運動習慣を身につけることが、血糖値を低く安定させるポイントとなります。

しかし、これまで運動をしてこなかった人にとって、「運動習慣」はハードルが高いですよね。それもよくわかります。

糖質オフと同様に、まずは運動が大切という意識を持つこと。そして、頑張らずにできることからほんの少しずつ始めるようにしてください。いきなり毎朝、早朝ジョギングを10㎞なんて、気張ってはいけません。世の中には頑張らないほうがうまくいくことも多くあるのです。

運動は有酸素運動と無酸素運動があり、どちらも有効です。やった分だけの見返りは得られます。

有酸素運動は、ウォーキング、ジョギング、水泳、自転車など、酸素を取り込みながら中性脂肪を燃焼させる運動です。

すでに解説したように、肥満解消は血糖値を下げる効果があります。有酸素運動を続けることは、肥満解消の特効薬です。

ズボラな人は、最初に気合を入れて頑張り過ぎて続かない傾向にあります。ですから、どんなに減らしても1カ月で500gまでの減量を目標にしてください。わずか500gですが、4カ月続けて2kgくらい減ると俄然、体型が変わってきます。そこで楽しくなれば、しめたもの。中性脂肪が減ると食事の好みも変わり、糖質オフ、塩分オフも苦でなくなります。

無酸素運動は、筋肉トレーニングのことです。

丈夫な筋肉をつけると、足腰がしっかりとするばかりでなく、糖代謝能力もアップします。筋肉は余分な糖質を取り込む貯蔵庫だからです。また、腸を活発に動かすのも筋肉の力です。消化・吸収能力を高め、免疫力も向上させます。

37

どうせなら、一番効果的なタイミングで動こう！

Q 犬を飼ったら、散歩はいつする？

運動が苦手という人は、なるべく早く効率よく結果を出したいものでしょう。

そこでとっておきの方法が、食後30分以内の運動です。

食事をすると、どんな人でも血糖値が上がります。しかし健康であればインスリンの分泌によって血糖値が下げられていきますので、極端な話、糖質オフも食後の運動も必要ありません。

今、問題にしているのは、急激に血糖値が上昇する血糖値スパイクになっている人や、食後血糖値が下がらない人です。残念ながら、すでに異常値が出ている人だけは、ちょっと体を動かさないといけません。

食事をした直後に運動をすると、エネルギーを消費するために、上がりかけた血糖値が下がっていきます。運動をすることで、インスリンの働きをサポートするイメージです。ただし、激しい運動は控えてください。

この効果は、空腹のときに行っても得ることができません。ちょうど血糖値が上昇する食後30分以内に運動を始めるのが、最も効果的です。

おすすめなのが、食後30分以内の散歩です。

ランチを食べた後、書店に行ったりウィンドーショッピングをしたりするといいでしょう。桜や紅葉のシーズンであれば、まっすぐ会社に戻らず、街の様子を眺めながら15分ほど散策をすれば眠気も消えて一石二鳥です。

犬の散歩を夕食後の日課にしている人がいます。かわいい愛犬に散歩をせがまれたら、ダメだとはいえませんね。

散歩でなくても大丈夫です。ラジオ体操やストレッチ体操など、とにかく体を動かせばいいのです。**血糖値カーブが下がってきたことを意識すると、やる気が湧きます**。

38

うまい店を探せば、もれなく知識と食後ウォーキングがついてくる！

❗グルメになると「いいこと」いっぱい！

みなさんはランチにどんなものを食べていますか？　「時間がないから、いつもコンビニだよ」という人も多いことでしょう。しかし、コンビニやファストフードの食事は、得てして炭水化物が多めです。できれば、週に何回かは奮発していい食材をそろえているレストランでおいしいものを食べてください。

世間では健康ブームと並んでグルメブームが続いています。テレビや雑誌には、グルメ関係の特集が欠かせません。

ここはひとつ、ブームに乗っておいしいものを探しに行きましょう。

グルメになる利点のひとつは、おいしいものほど炭水化物が少なめなことです。和食、洋食、中華とジャンルにかかわらず、シェフが腕を振るった料理には、こだわりの素材が使われているものです。

もうひとつのメリットは、少し遠出して食べに行けば、どうしても帰りに歩くということです。**食後ウォーキングによって、会社に戻るまでに食後血糖値を下げることができます。**

また、うまい店を知っていると、ちょっとしたミーティングや接待のときにも重宝します。周囲からの人気も高まります!

やむなく近所のコンビニのパンやおにぎりですませるときは、次のことを守ってください。

- **あんこやクリームの入った菓子パンは避ける。**
- **カップラーメンやスパゲティ弁当、そば弁当などの麺類は避ける。**
- **炭水化物の前に焼き鳥、鶏の唐揚げ、サラダなどを食べる。**
- **早食いせずに、ゆっくりと味わう。**
- **20回ずつ噛む。**
- **缶コーヒーや清涼飲料水はやめて、水かお茶にする。**

39

夕食後はソファに寝転がって、手足をバタバタ！

Q 家事で血糖値が下がるって本当？

「夕食を食べた後に散歩なんかできるものか。夕食の後は、ソファに寝転がってテレビのバラエティー番組を観るのが、一番の楽しみなんだ！」

そう主張したい人もいるでしょうね。

わかりました。そんなズボラな人のために、いい方法を教えましょう。寝転がる前に、10回だけスクワットをしてください。スクワットは筋トレのなかでも最も短時間に効果が得られます。

スクワット10回ができたら、どうぞソファに寝転がってください。

え、それも嫌？

では、すぐにソファに寝転がるのもいいとしましょう。ただし、寝転がったままでは血糖値は上がり放題です。

せめてソファに寝たまま、手足を数分間バタバタ動かしてみてください。何も有酸素運動で脂肪を燃焼させたり、筋トレで腹筋を鍛えるのが目的ではありません。エネルギーを消費して血糖値を下げればいいのですから、体さえ動かせば何でもいいのです。

買い物や掃除は食後にするのが賢い方法でしょう。家事はけっこう体を動かすものです。エネルギー消費にはもってこいです。

時間がなくて、お昼をラーメンや焼きそばですませたときは、帰宅後、お風呂掃除を頑張りましょうか。多めに取った糖質を消費できます。

おやつに甘いものを食べたときは、スクワットや簡単なストレッチ体操で挽回しましょう。

こうして食後の運動を意識すると、血糖値が上がりづらい体質になります。

40

ロングな効果を期待するならこれ！

❗スマホの万歩計機能を活用しよう！

食べた後に体を動かして食後血糖値を下げるというのは、ようするに即効性を求める行動です。

一方で、有酸素運動には中性脂肪の少ない健康な体を作るという効果も期待できます。そのためには運動を継続することが大切です。できれば毎日行うことをおすすめします。

本来ならウォーキングなどを始めるのがいいのですが、どうしても腰が上がらない人は、日常生活の活動量を増やしてみましょう。

エスカレーターではなく階段を上る、とはよく聞きますね。確かに、階段を上ればいい運動になります。

長い階段をスタスタと上れれば、その日は体調がいいということです。逆に階段を上るのがきついと感じたら、疲れぎみなのかもしれません。体調管理のバロメーターにも使えそうです。

調子がいいときは、駅から自宅付近までのバスをやめて歩いてみてはいかがですか。天気がよければ、気分転換にもなりそうです。

コンピュータでたいがいのことはできる時代になり、仕事で体を動かす機会が減ったといいます。

実は座りっ放しの姿勢は、活動量を減らすだけでなく、腰やひざによくありません。せめて1時間に一度は立ち上がって、社内を歩いたりドリンクを買いに外に出たりしましょう。そのときに軽いストレッチ運動をすればベストです。

万歩計のアプリをダウンロードすれば、スマートフォンで1日の歩数管理をすることができます。最低でも6000歩、それがクリアできたら8000歩を目標にしてみてください。

41

休日は、好きなことをして体を動かそう

❶ 自転車の町散歩、ローカル線の冒険を……!

休日の過ごし方にも課題がある人が多いようです。

日ごろの仕事が忙しいのはわかりますが、家でゴロゴロしているのはよくありません。なるべく積極的に活動したいものです。

ハイキングがブームになっています。

季節のいい春や秋に日帰りハイキングはいかがでしょうか。**インターネットで探してみると、家から近いところにもよいスポットがあるものです**。気分転換を兼ねて、気軽に出かけてみましょう。

自転車で町や村の散歩をすることをポタリングといいます。

本格的なロードバイクを用意する必要はありません。**通常のママチャリを使って、隣町にでも行ってみませんか**。行ったことのない町をブラブラすると、思わぬ発見があるものです。うなぎ屋さんやイタリアンなど、評判の店を調べておくと目的ができていいでしょう。

鉄道やバスのぶらり旅もいいですね。定番のテレビ番組のように特に行き先を決めずにローカル線に乗ると、ちょっとワクワクする小さな冒険になります。

アウトドアは苦手だ、という人におすすめなのが美術館です。大きな展覧会を見て歩くと、それだけでかなりの運動量になります。知的好奇心を満たし、運動不足解消も同時に達成するチャンスです。

休日に家事を手伝うと、お父さんの株が上がります。庭やベランダの片付け、いつかやろうと思っていた押し入れの整理など、思い切ってやると気持ちがいいものです。

42

ウォーキングは、前を歩く人を追い越せたら最高！

❗老化のバロメーターにもなる！

ウォーキングは最も手軽にできる有酸素運動です。毎日、決まった時間に20分ほど歩けば、2カ月ほどでダイエット効果が現れてきます。

ウォーキングはただ、ダラダラと歩いても効果がありません。しっかりとしたフォームを維持することが大切です。**背筋をまっすぐに伸ばして、あごを引きます。歩幅を大きめにしてスタスタと歩きましょう。**体がぽっと温かくなるくらいの運動量がベストです。

通勤や買い物のときも、ウォーキングフォームを意識するクセをつけてください。一説によると、前を歩く人を追い越せるかどうかが、老化のバロメーターになるそうです。駅に向かう人混みで試してみる価値はありそうです。

正しいウォーキングのフォーム

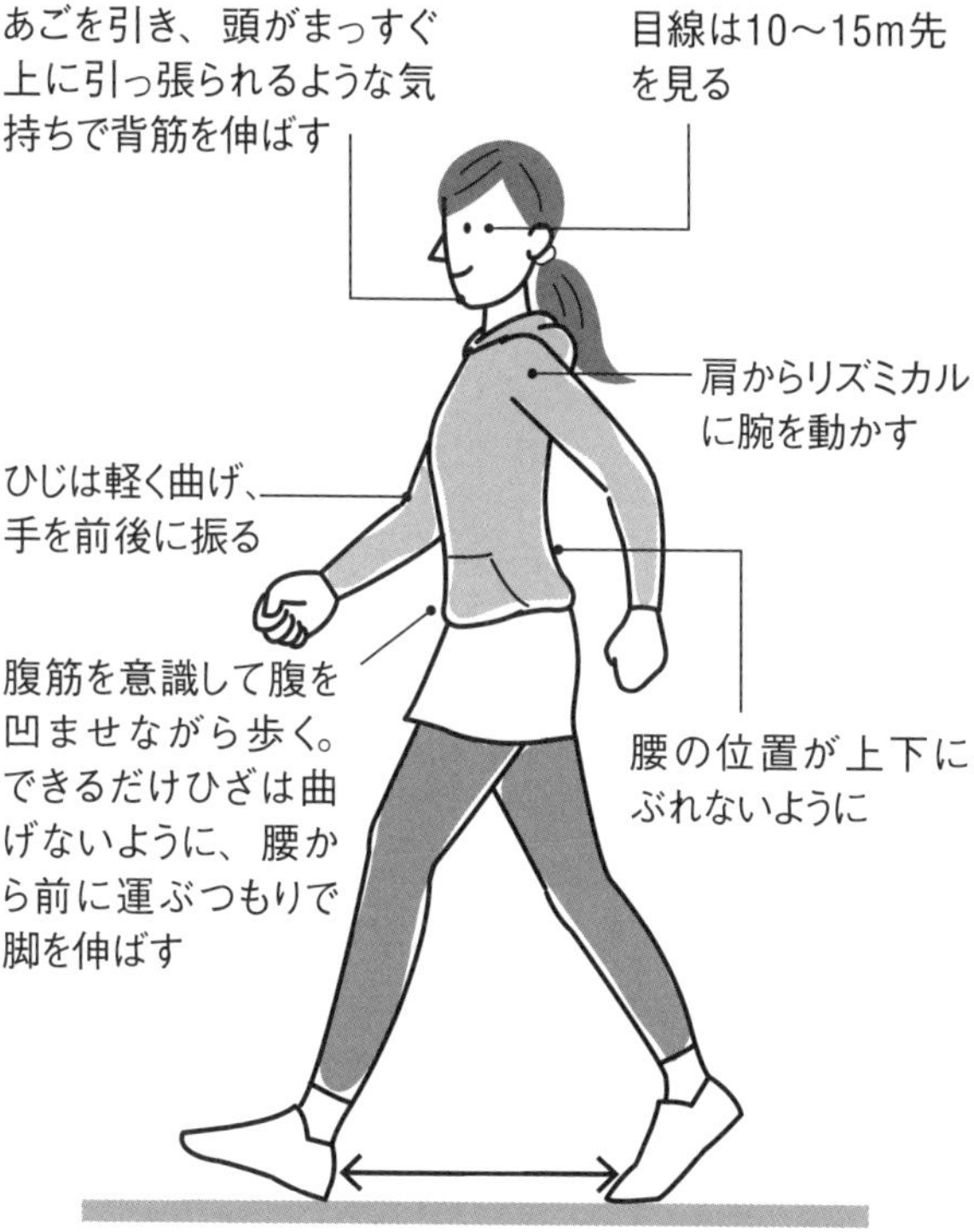
あごを引き、頭がまっすぐ上に引っ張られるような気持ちで背筋を伸ばす
目線は10〜15m先を見る
肩からリズミカルに腕を動かす
ひじは軽く曲げ、手を前後に振る
腹筋を意識して腹を凹ませながら歩く。できるだけひざは曲げないように、腰から前に運ぶつもりで脚を伸ばす
腰の位置が上下にぶれないように

歩幅は「自分の身長−1m」が目安

43

大は小を兼ねる！スロースクワットで大きな筋肉を鍛える

❶ 毎日これをするだけでも全然、違う！

筋肉トレーニングのなかで、特に効率よく鍛えられるのがスクワットです。人間が自分の意思で動かせる骨格筋は約400あり、それぞれ大きさや働きが異なります。**筋肉トレーニングによる効果をより期待するためには、大きな筋肉を刺激することです。**

スクワットによって鍛えることができるハムストリング（もも裏）は、お尻の大臀筋《だいでんきん》と並んで体のなかで最も大きな筋肉です。もちろん、立ち上がる、歩く、姿勢を保つ、といった基本動作に重要な働きをします。

スクワットは10回を1セットとして2、3セット行います。1日に2、3回を習慣とすれば、足腰が強くなります。

スロースクワットのやり方

①
足を肩幅より少し広めに開き、腕を胸の前で交差する

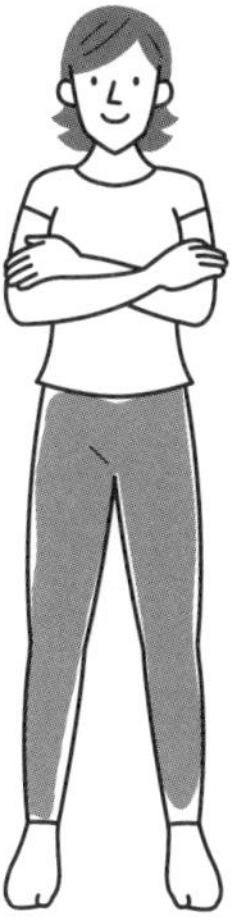

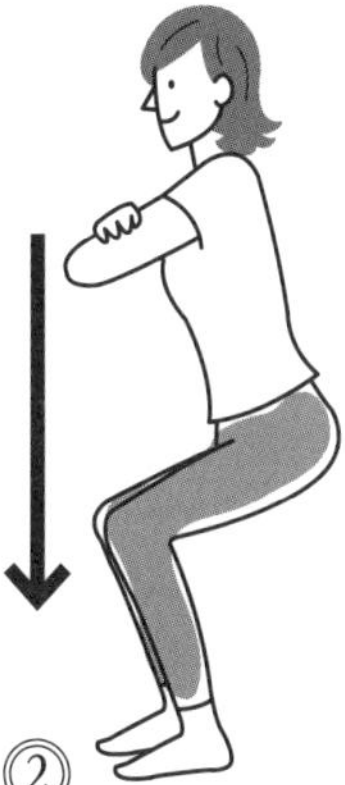

②
5秒かけて、鼻で息を吸いながらゆっくりとひざを曲げる。ひざがつま先の真上にくるまで曲げる。お尻を少しだけ、後ろにつき出すと太ももに力が入る

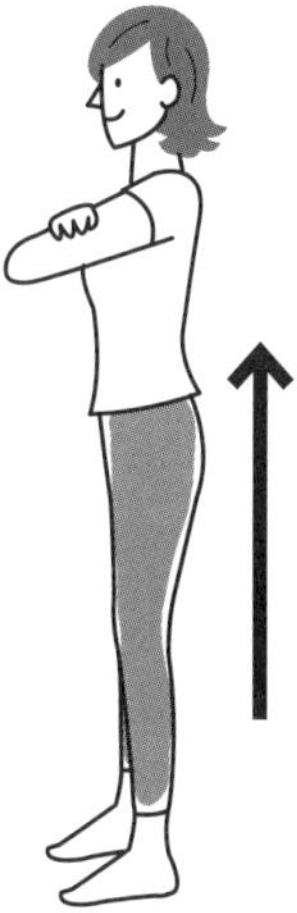

③
5秒かけて、鼻で息を吸いながらゆっくりと立ち上がる。立ち上がったときに、ひざが伸び切らない状態で、再び曲げの動作に入る。①～③を10回繰り返す

44

その場で効果バツグン。ふくらはぎトレーニング

❗ふくらはぎは血液循環に貢献する「第2の心臓」！

朝は忙しい。スクワットをしている暇もない！　という人に、通勤電車の中でもできる筋トレを紹介しましょう。

電車の吊り革につかまったら、ぐっとつま先で立ちます。このときにふくらはぎの筋肉を緊張させせます。最初は15～30秒くらいを目安に始めてみてください。揺れる電車の中でつま先立ちするのは、意外ときついものです。

慣れてきたら次第に時間を長くして、繰り返し行います。

立っていると血液は下半身に溜まります。**その血液を重力に逆らって脳まで循環させるのは、ふくらはぎの力です**。ふくらはぎが第2の心臓と呼ばれるのはそのためです。つま先立ちトレーニングでふくらはぎを鍛えてください。

つま先立ちトレーニングのやり方

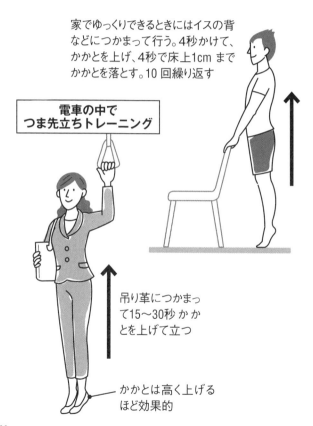

家でゆっくりできるときにはイスの背などにつかまって行う。4秒かけて、かかとを上げ、4秒で床上1cm までかかとを落とす。10 回繰り返す

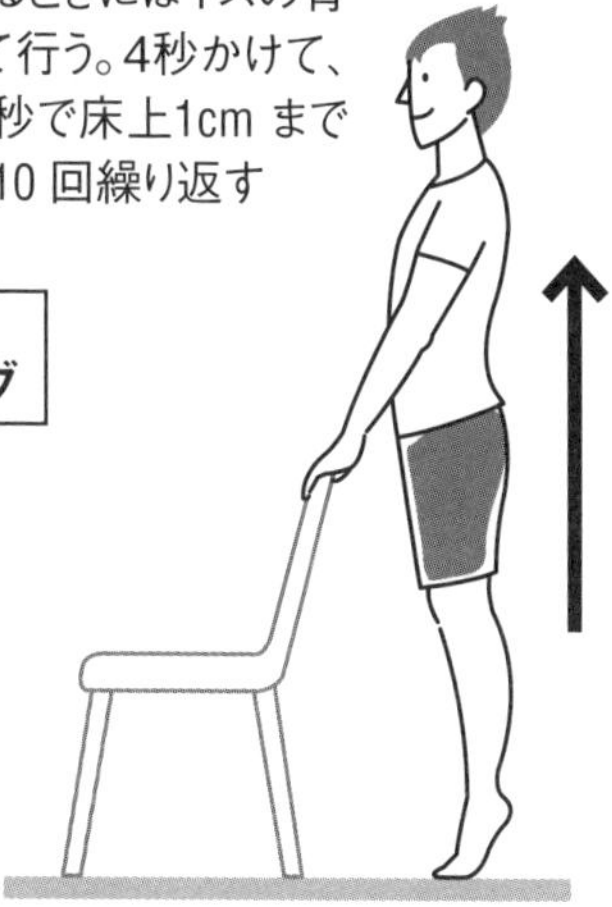

電車の中で
つま先立ちトレーニング

吊り革につかまって15〜30秒 か か とを上げて立つ

かかとは高く上げるほど効果的

45

ペットボトル2本で、厚く魅力的な上半身に！

❗思いのほか、気持ちいい！

筋トレに本格的に取り組むためには、ダンベルを用意するのがベストです。胸、肩、二の腕、背筋など、上半身の基本的な筋肉を鍛えることができます。

ただし、正しいフォームで行わないとケガをすることがあります。専門書などを参考にして、しっかりと準備をしてください。

ダンベルを買う手間やお金を省きたい、という人はペットボトルを用意してください。**500㎖のペットボトル2本に水を入れるとダンベルの代わりになります**。スクワットとセットで行えば、より効果が期待できます。

そのほか、手軽にできる筋トレには腹筋もあります。正しいフォームを確認してチャレンジしてみてください。

ペットボトルを使った筋トレ・サーキット

肩のトレーニング（三角筋）

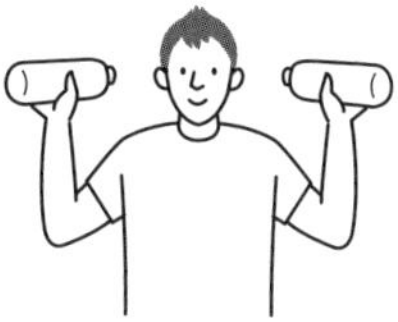

①
500mℓのペットボトルに水を入れ、両手に持って肩の高さにかまえる

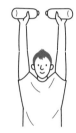

②
頭の上までゆっくりとまっすぐ持ち上げる。動きを止めずに10〜30回繰り返す

胸のトレーニング（大胸筋）

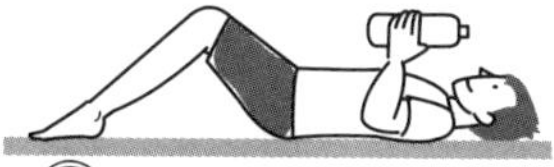

①
床に寝て、胸の前にペットボトルをかまえる

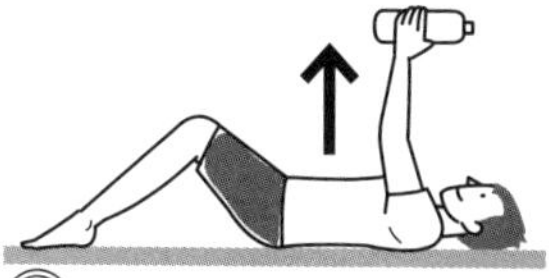

②
まっすぐに上に押し上げる。胸の筋肉を意識する。動きを止めずに10〜30回繰り返す

46

「朝ストレッチ」で頭も体もリフレッシュ！

❗ 筋肉が伸びているのを意識すれば効果倍増！

ストレッチは血流をよくするとともに、筋線維に刺激を与えて糖代謝を促す効果があります。**また、ストレッチによって血行がよくなると、頭が冴えて気持ちがリフレッシュします**。

ポイントとなる筋肉は太もも、ハムストリング、ふくらはぎ、胸、背中、二の腕、前腕です。伸びている筋肉を意識しながら10秒ずつ伸ばしてください。ストレッチは仕事のブレークタイムにも最適です。仕事が一段落したら、立ち上がって体を思い切り伸ばしてみてください。

朝のストレッチ習慣は、1日を元気よくスタートするためのアクセントになります。

体全体のストレッチ

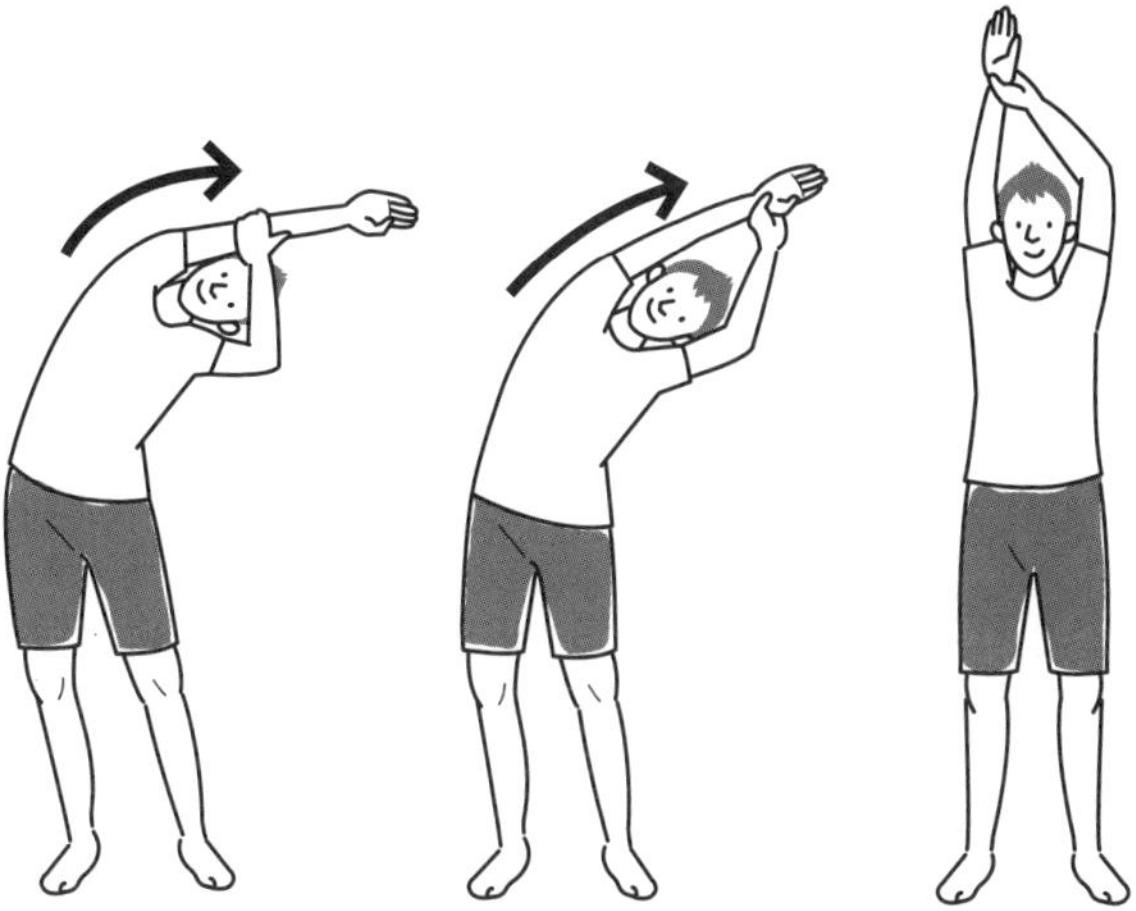

①
足を肩幅に開き、右手をまっすぐ上に上げ、左手で右手首を持つ

②
体を左に傾け、体の右側を伸ばす。ひじをつかんで行うとさらに効果が上がる。左右両方行う

運動を始める前には必ずストレッチを行おう。ケガの防止になる

上半身のストレッチ

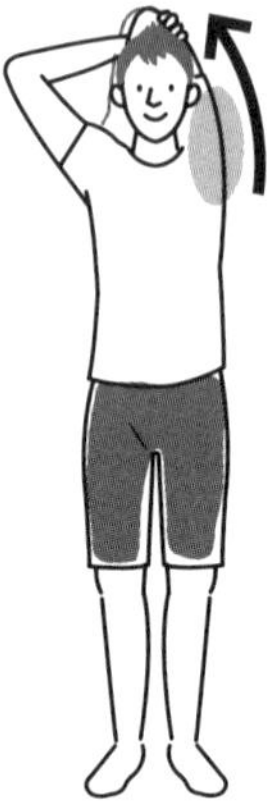

腕

頭の後ろに手を持っていき、右手で左手の上腕を伸ばす。左右両方行う

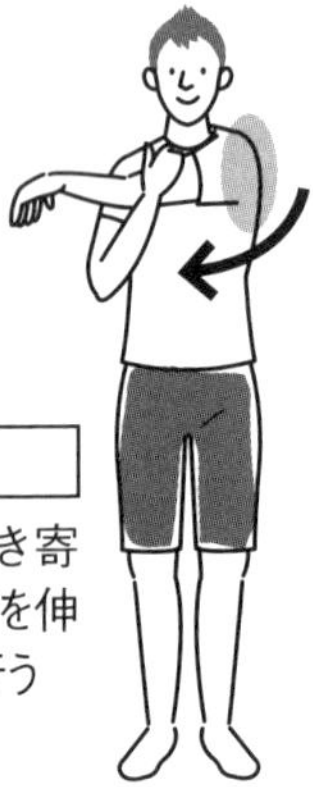

肩

右手で左腕を引き寄せるようにして、肩を伸ばす。左右両方行う

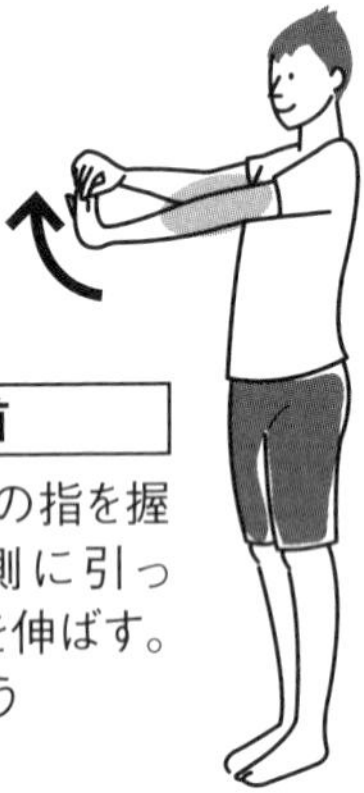

手首

右手で左手の指を握り、手の甲側に引っ張って前腕を伸ばす。左右両方行う

下半身のストレッチ

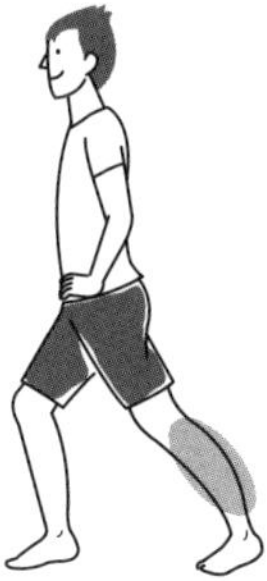

ふくらはぎ

右足を前に出して前方に体重をかける。かかとを上げないで左脚のふくらはぎを伸ばす。前後の足を置き替えて左右両方行う

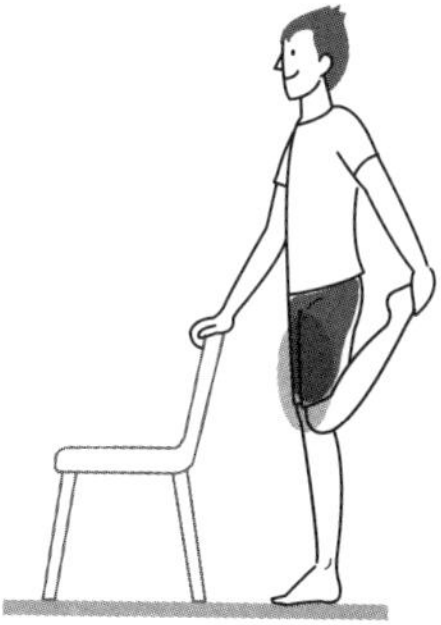

太ももの前側

右手でイスや壁などにつかまる。左手で左足首を持ち、左太ももの前面を伸ばす。左右持ち替えて両方行う

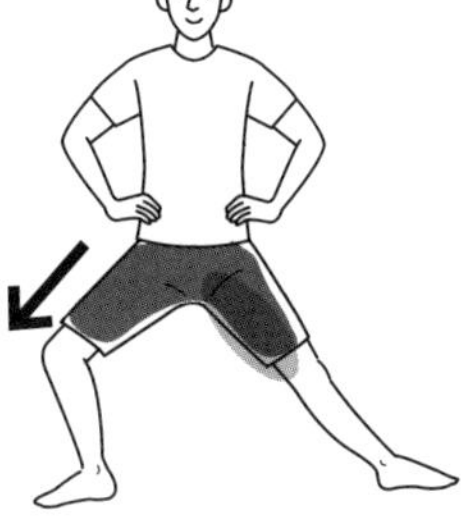

太ももの内側

足を開いて立ち、上体をまっすぐ起こしたまま右側に体重をかける。このとき、左足のつま先とかかとは床につけたまま、左太ももの内側を伸ばす。左右両方行う

47

テレビを観ながら！自分でできる血流マッサージ

❗手や耳には、たくさんのツボが集まっている！

血流をよくするマッサージが注目されています。自分自身でできる手軽なものので、いくつかを組み合わせればより効果が期待できます。

小指には心臓と小腸に通じる神経があります。小指をもむことで血液の循環がよくなります。また、手首が冷えると腎臓に悪い影響を与えます。手首に刺激を与えて、腎臓を元気にしましょう。

耳には内分泌腺や目、胃、腎臓など多くのツボが集まっています。耳を引っ張ったりもんだりすると、体が元気になります。認知症予防にもいいようです。

お風呂の中でふくらはぎをマッサージすれば血流がよくなり、血圧や糖代謝を健全に整えます。

手首もみ&小指マッサージ

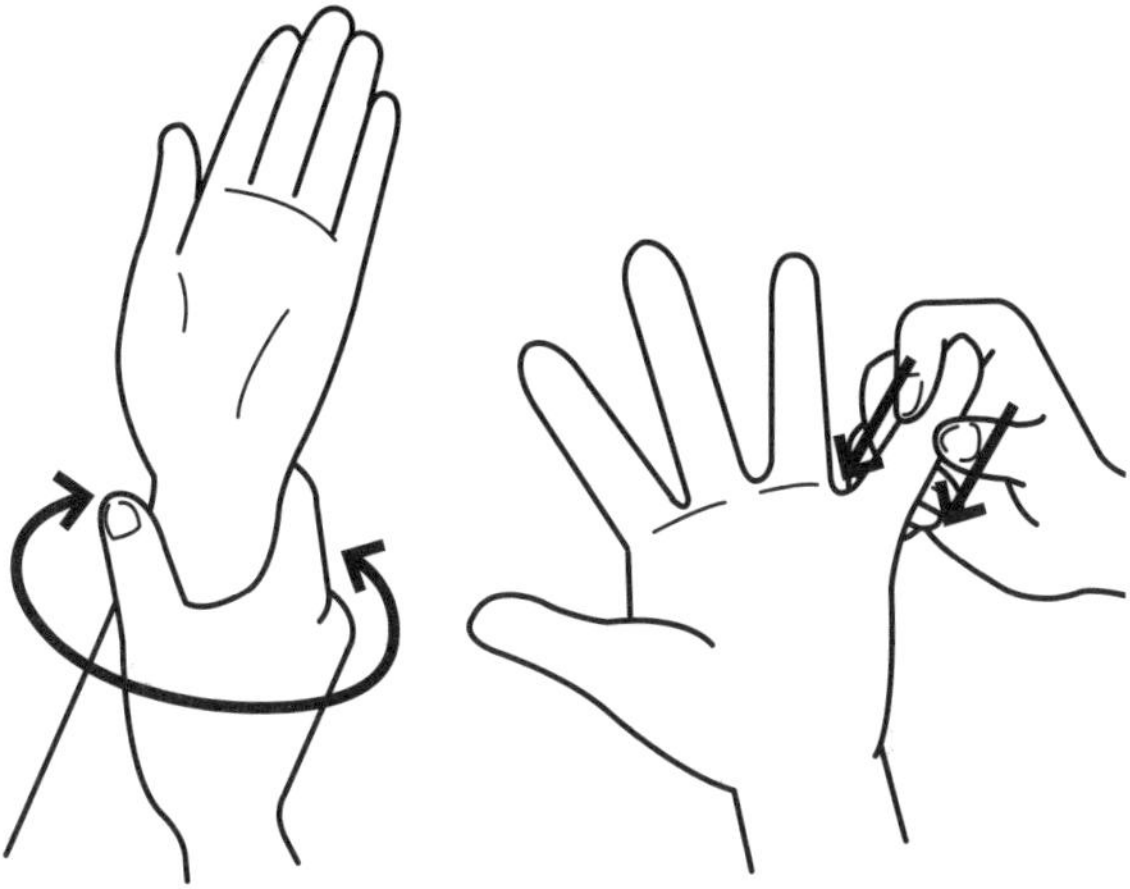

手首もみ

左手の手首をつかむように右手を当てて、左手を左右に5〜6回転させる。同様に、右の手首も行う

小指マッサージ

左手の小指の先端を、右手の親指と人差し指、中指の第2関節でつまみ、付け根に向かって5〜6回さする。同様に、右手の小指も行う

耳引っ張りマッサージ

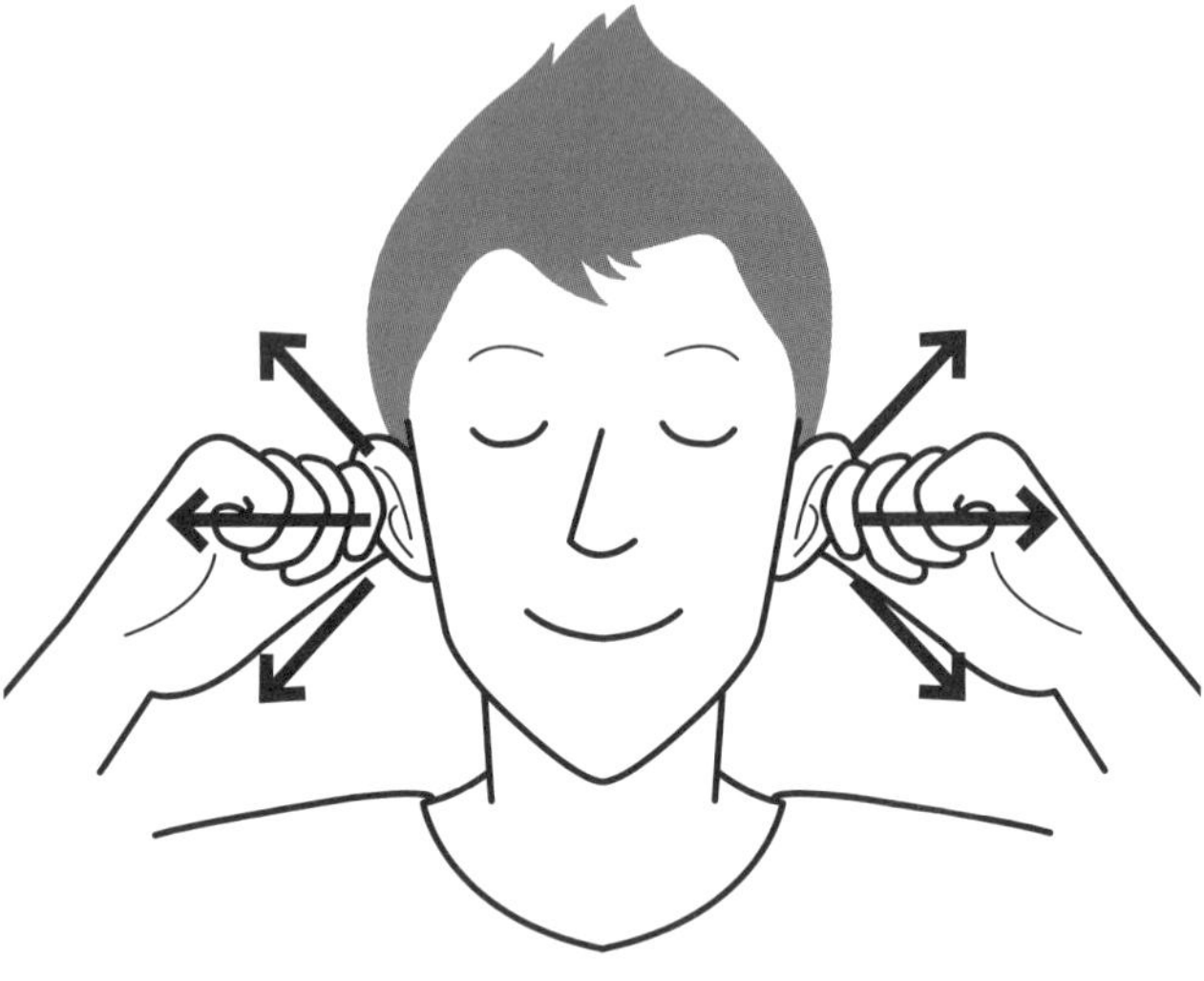

左右の耳たぶを、手の親指と人差し指で挟み、斜め下に10回引っ張る。
続けて右の真ん中を真横に10回引っ張り、最後は耳の上端を斜め上方向に10回引っ張る

ふくらはぎマッサージ

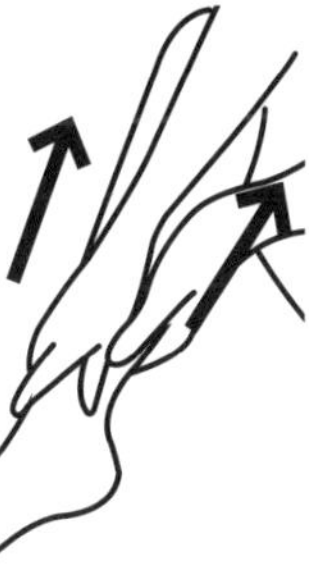

①
足首を両手で挟み、ゆっくりとやさしくふくらはぎまでさすり上げる

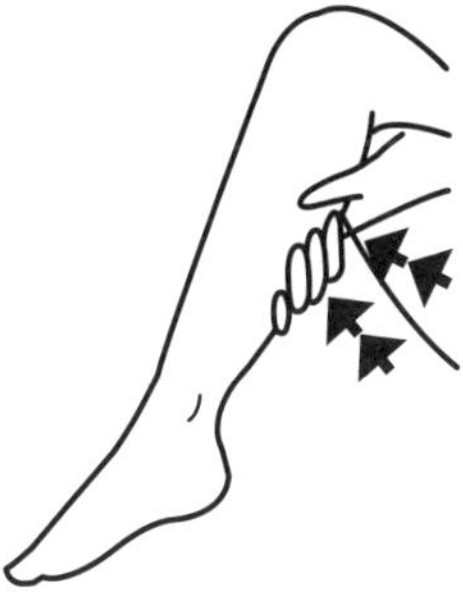

②
ふくらはぎは手の指で押し込むように、ていねいにもみほぐす

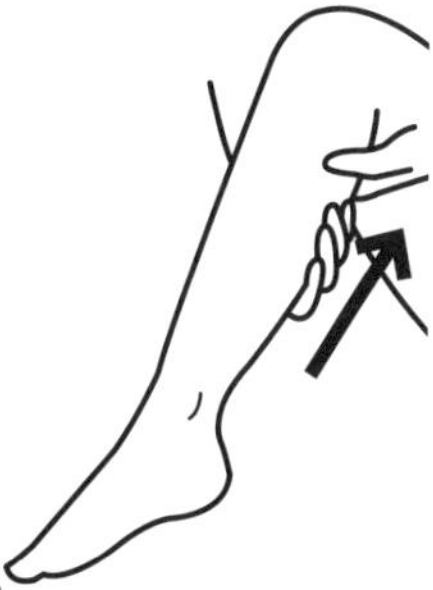

③
ふくらはぎからひざ裏までやさしくさすり上げる

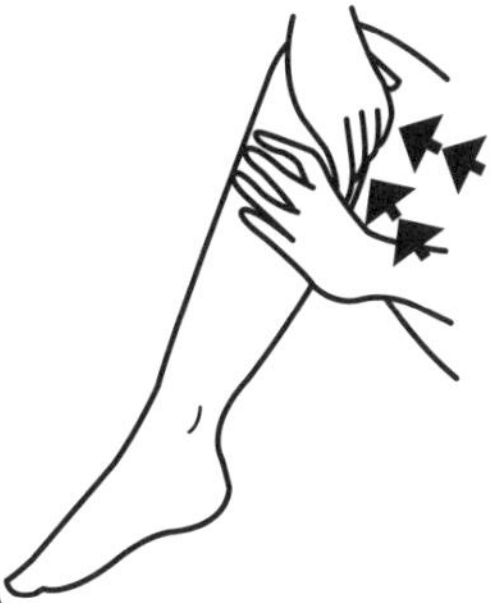

④
ひざ裏に手の指を入れ、ひざ裏を押してもみほぐす

48

自律神経をピシッと整えるツボ

❗骨をたどっていけばツボの位置は簡単にわかる！

ツボ押しは、中国の伝統的な中医学が発祥とされています。

ツボは末しょう神経が交差しているポイントのこと。ツボ押しは神経に直接、働きかけるために、即効性があるのが特徴です。

ツボを刺激すると脳の視床下部に信号が伝わり、自律神経の働きを促します。自律神経は体温や脈拍をはじめ、さまざまなホルモンの働きを制御する大切な神経です。もちろん、血糖値や血圧の調整にも深く関わっています。

ツボ押しのポイントは、ツボの位置を正確に探すことです。

ツボが見つかったら、気持ちのいい痛さを感じる強さで5秒間押します。押すときには息を吐き、離すときは息を吸います。これも習慣にできそうですね。

手にあるツボ

合谷《ごうこく》 痛みや激しい感情を抑えるホルモンが分泌される。

見つけ方…手の力を抜いて、甲を上に向ける。親指と人差し指の骨を基準に、2つの骨が接する付け根を探り当てる。そこから人差し指の骨をたどった、少し窪んだ部分

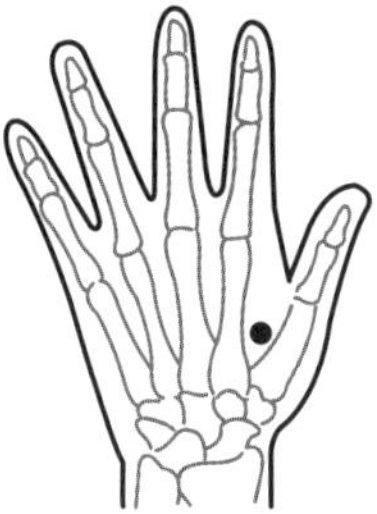

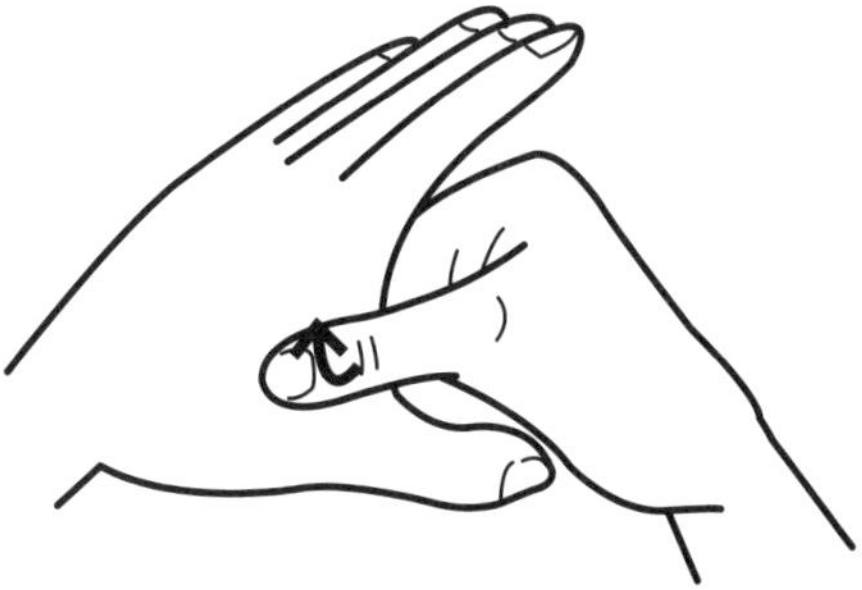

押し方…ツボの位置に親指を添える。人差し指の骨の内側にもぐらせて、そこからグイッと骨を押し上げるイメージで刺激する。息を吐きながら5秒程度かけて押し、鼻から息を吸いながら、徐々に力を抜く。左右それぞれ5回ずつ繰り返す

のどにあるツボ

人迎《じんげい》 血圧を下げる効果が高いツボ。のどぼとけの左右両側にある。

見つけ方…のどぼとけの位置から、左右両側に指2本分離れたところにある

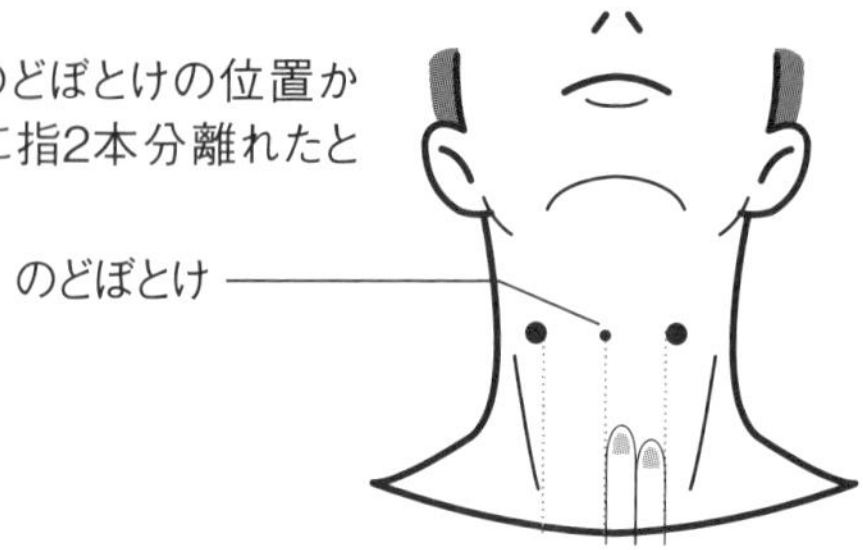

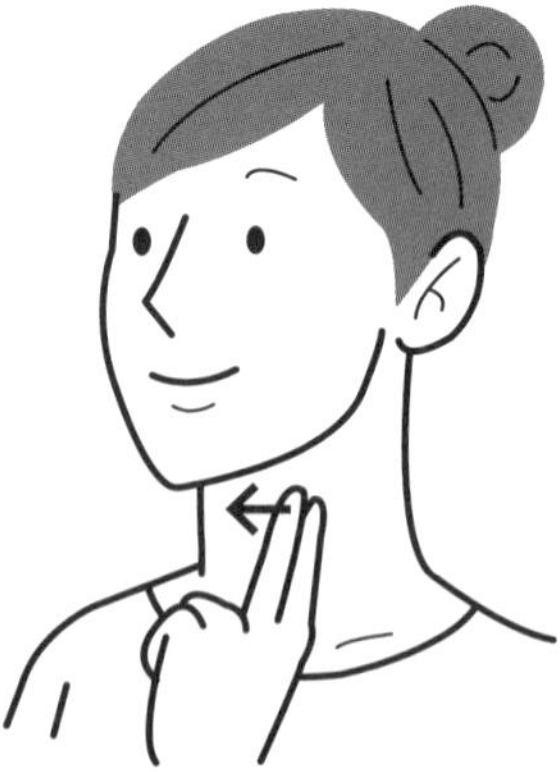

押し方…人差し指と中指をそろえ、中指がツボに当たるようにする。首の中心に向かってゆっくり押し込み、脈を感じる。呼吸が苦しくならない程度の弱い力で、息を吐きながら5秒かけて押し、息を吸いながら5秒かけて離す。5回繰り返し、反対側も同様に行う

第5章

自律神経を整えれば、血糖値はさらにぐんぐん下がる！

49

自律神経が乱れると、なぜ血糖値が上昇する!?

Q 原因不明の不眠やだるさが、血糖値に影響する?

暑いときに汗をかいて体温を下げる。食事をすると胃や腸が働いて食べたものを消化する。このような生命を維持するための活動を、人間の体は無意識に行っています。それを司《つかさど》っているのが自律神経です。自律神経は各種ホルモンの分泌にも深く関わっていて、血糖値や血圧の正常化にも重要な役割を果たしています。

自律神経が不調になると、血糖値を下げるインスリン、血圧を上げるアドレナリンの分泌が乱れて異常値を示します。

さらには眠れなくなったり、寒気を覚えたり、体がだるくなったりと、原因がわからない不調が起こるようになります。

自律神経は、「交感神経」と「副交感神経」で構成されています。

交感神経は興奮・緊張する場面で優勢になります。具体的には、スポーツをする、仕事をする、怒る、ストレスを感じる、などです。

一方の副交感神経は、眠る、お風呂に入る、気のおけない仲のいい人と一緒にいる、などリラックスする場面で優勢になります。

交感神経と副交感神経はお互いにうまくバランスを取りながら、人間の体を正常に保っています。

たとえば、ベッドに入るときには副交感神経が次第に強くなって体をリラックスさせ、逆に試験に臨むときは交感神経が働いて脳を活発に動かすのです。

自律神経の障害は自律神経失調症といいます。深刻な症状になると、治癒までに思いの外《ほか》、長い時間がかかることがあります。

でも、本章で紹介する方法で、自律神経の乱れをラクラク避けることができます。

50

たった これだけ！ 自律神経を健康に保つ極意

Q 1日のリズムが大事。理想的な生活とは？

私たちは時計を見なくても、今がだいたい何時ごろか、推測できますね。それは体内時計が備わっているからです。

人間の体内時計は目の近くにあり、光の強さを感じ取ることによって、生活のリズムを組み立てています。それを「概日《がいじつ》リズム」と呼びます。

概日リズムのもとになる中心は太陽です。**日の出とともに活動的になり、日没後はリラックスしていくのが、動物としての人間本来の生き方なのです。**

ところが、文明の進化とともに昼夜の区別はあいまいになり、都会は24時間、明るく、休むことなく活動しています。それが人間の体内時計に狂いを生じさせました。

それに拍車をかけたのが、コンピュータやスマートフォンのモニターです。便利になるのは歓迎ですが、自律神経にとっては辛い環境となりました。

今の時代、スマホを片時も離さない人は多いでしょう。なかには、ベッドの中にまで持ち込み、いつまでもいじっている人もいます。

しかし、**スマホのモニターが発する光は、体内時計を狂わせる原因になるのです**。

モニターの光は微弱ですが、至近距離から眼球に直接、飛び込んでくるため、網膜を刺激します。すると体内時計を司る器官が昼間と勘違いして、睡眠ホルモンであるメラトニンの分泌をストップさせるのです。概日リズムが崩れれば自律神経も乱れます。特にブルーライトが危険です。

ベッドに入る1時間前には、コンピュータやスマホの電源を切りましょう。

早寝、早起きは実行できなくても、寝る前1時間の人工的な明かりを避ける――この簡単なことがストレスを軽減して、自律神経を正常に保ってくれます。

毎日、深夜まで起きていて、休みの日は昼まで寝ている――そんな生活が最もよくありません。

休みの日ぐらいゆっくり寝ていたいかもしれませんが、疲れていてもなるべく早く起きて、生活のリズムを平日と同じに保つようにしてください。

天気のいい日には朝からたっぷりと太陽の光を浴びることも、ズボラな人にはおすすめです。せっかく早く起きても、カーテンを引いて部屋を暗くしているのでは意味がありません。気持ちのいい陽射しのなかを散歩すると、体が目覚めていくのを感じるはずです。

昼夜が逆転した不規則な生活を続けていると、ストレスを溜め込みやすくなることがわかっています。イライラや不安が消えなくなるのです。

大切なのはストレスを溜めないようにして、うまく発散することです。

原因がわからずに体調を崩したときは、自律神経失調症の疑いがあります。規則正しい生活に戻すだけで、体調が回復するかもしれません。

51

ぐっすり深く眠るには? 疲れが取れない眠りとは?

Q レム睡眠中に、脳には何が起きている?

自律神経を健全に保つためには、気持ちのいい睡眠が欠かせません。

ぐっすり深く眠ることができれば、脳、心臓、肝臓など体全体の臓器がしっかり回復し、翌朝にはリフレッシュしています。

逆に、睡眠の質が悪いと臓器が疲れたままの状態で朝を迎えてしまいます。

8時間の睡眠が理想といわれていますが、長さだけがすべてではありません。**時間は短くても、眠りの質を上げれば疲れは解消します**。

その鍵を握るのが、「レム睡眠」と「ノンレム睡眠」です。

レム睡眠は比較的浅い眠りで、寝ている間も眼球が急速に動いているのが特徴です。レムとは、Rapid Eye Movement の略です。夢を見るのはレム睡眠中であることがわかっています。

一方のノンレム睡眠は深い眠りのことで、脳がすべての活動を停止してスリープ状態に入ります。このときに脳の神経細胞のメンテナンスが行われていると考えられています。

説明を聞くと、ノンレム睡眠が長ければ長いほどいいように感じますが、**レム睡眠とノンレム睡眠が約90分の周期で繰り返す状態がベストです**。通常、一晩の睡眠で、5〜6回、ノンレム睡眠が現れることがわかっています。

朝、すっきりと目覚めるためには、入眠時にノンレム睡眠に入ることが大切です。すっと深い眠りに入ることができれば、その後のインターバルも順調にいきます。

逆にベッドに入る直前まで仕事をしたりスマホの操作をしていると、交感神経が働いて、スムーズな入眠を妨げてしまいます。

レム睡眠とノンレム睡眠

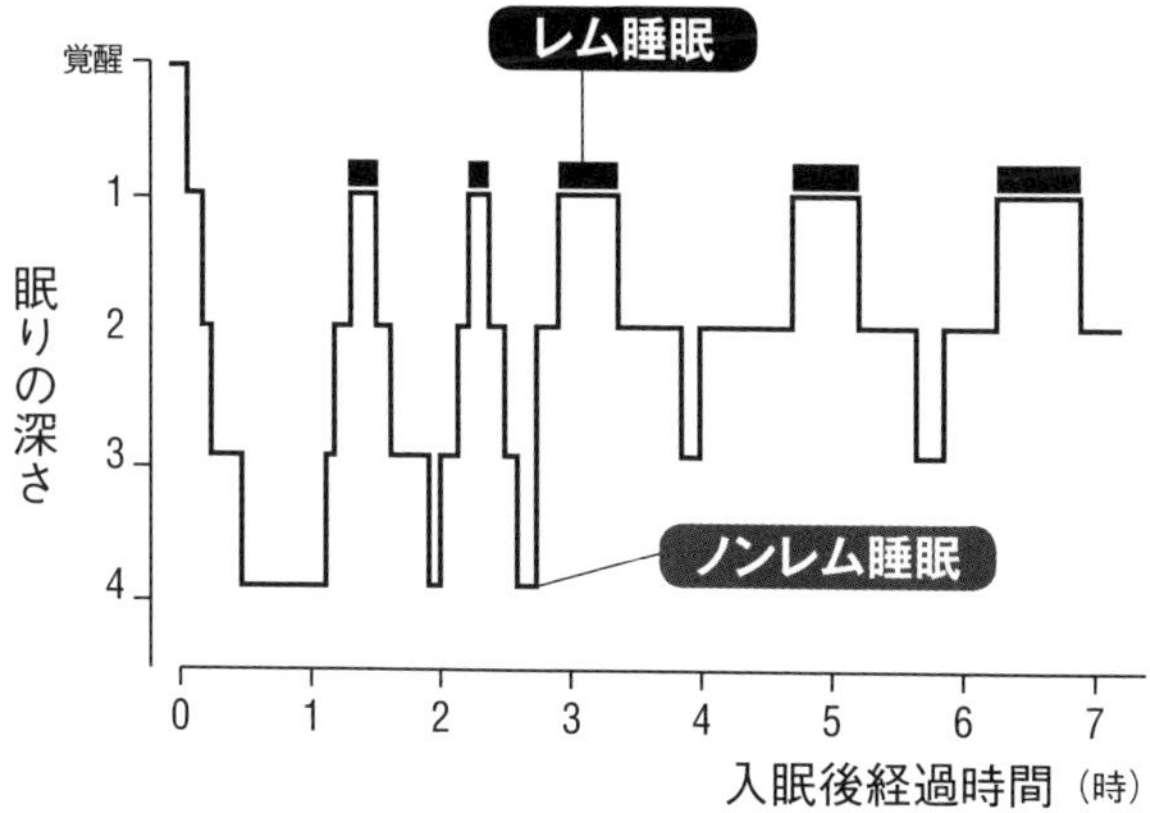

黒い四角がレム睡眠。四角と四角の間に現れている谷の部分がノンレム睡眠。
出典:Dement&Kleitman.1957

眠りの深さは4段階で示され、レム睡眠は一番浅いレベル1を指す。健全な眠りは、入眠後すぐにレベル4まで深くなり、その後、レム睡眠、ノンレム睡眠を約90分ごとに繰り返す。

52

寝ている間に血管も休む。夜間高血圧は、猛スピードで血管が老ける

❗睡眠時無呼吸症候群になっていたら要注意

起きて活動をしているときは、重力の関係で血液は下半身に溜まっています。その血液を垂直に脳まで循環させるため、ふくらはぎの筋肉や血管の筋肉（平《へい》滑筋《かっきん》）が頑張って、静脈血流を心臓に戻すポンピング運動を行っています。

しかし、ベッドで体を横にすると血液が下半身に溜まることはありません。したがって血管の負担は減り、血圧も下がります。

さらに睡眠状態に入ると心拍数が少なくなるため、血圧はさらに下がります。**こうして眠っている間は、血管の負担はとても小さくなるのです。**

ちなみに、宇宙空間に長く滞在した宇宙飛行士が地球に帰還した瞬間に失神してしまうことがあります。それは急に強い重力のある地上に戻り、脳が貧血

を起こすからです。

通常、心臓は1分間に約70回、拍動しています。単純に計算すれば、1日に10万回です。血管は、心臓が拍動するたびに負担を受けます。それが数十年も続くうちに、徐々に老化していくのです。

就寝時は血管が休憩を取る唯一の時間です。**ですから寝ているときにも血圧が下がらない夜間高血圧になると、血管のダメージは大きくなります。**

健全な睡眠は、血管の健康のためにも必須といえます。寝ている間の血圧は、わかりにくいので、早朝の血圧を測るようにしましょう。

ストレスと並ぶ夜間高血圧の大きな原因が、睡眠時無呼吸症候群です。

寝ている間に呼吸が止まると、酸素が足りなくなるため、もっと血液を送ろうとして血圧を上げます。

まずはマウスピースや枕などの対処アイテムを試してみてください。それでも改善しなければ、専門医に相談するのがいいでしょう。

53

週末は、心癒される趣味でストレスを解消しよう

❗土をいじると気持ちが解放される！

ウイークデーに溜まったストレスを発散するには、趣味を持つことが一番です。好きなことに没頭していると、嫌なことはすっきりと忘れることができるものです。

趣味は運動系でも文科系でも、何でもかまいません。

ゴルフ、テニス、ジョギング、釣り、山歩きなど、運動系の趣味を持てば肥満解消、血糖値降下に直接、いい効果も期待できます。

文科系であれば、楽器演奏、映画鑑賞、カラオケ、読書、手芸・クラフト、囲碁・将棋などが一般的でしょう。**上手・下手は問題ではありません。何かに取り組むことで、不安やストレスは解消できるのです。**

近年、野菜作り、庭いじりがブームになっています。

土をいじり、汗をかくとストレスで萎縮していた精神が解放されます。**植物や虫に触れることによって、人間本来の動物的感性が刺激されるのかもしれません。**

また、自分で育てた野菜やフルーツを収穫する喜びは格別です。大事に育てた植物が花や実をつけたときは、晴れやかな気持ちになります。

庭がない人のために菜園用の土地を貸してくれるサービスも盛んだと聞きます。すぐに諦めず、近くに便利な畑がないか、調べてみるのもいいでしょう。

趣味に打ち込んでいる間は、交感神経が働きます。しかし、趣味を楽しんだ後のリラックスした時間には、副交感神経が優勢になります。

このようにメリハリをつけることが、自律神経のバランスをよくするのです。

54

孤独が血糖値を上げる!?
趣味の仲間と楽しく生きよう

Q 一人で過ごす時間が長いとどうなる?

趣味を持つことの大きなメリットは、仲間ができることです。

一人で過ごす時間が長くなり人とのつき合いが減ると、それまでの友人さえ減っていくものです。でも同好の士が集まれば、自然と会話が弾み気持ちが昂《こう》揚《よう》します。そこから新しい生きがいが見つかり、生活のリズムも生まれます。

自律神経失調症の大きな原因が孤独です。

一人で暮らしていると、人との交流が減り、次第に単調な生活になっていきます。**よく「テレビの番人」などというように、休日にテレビの前で過ごす時間が長くなると要注意です。**

することもない、会う人もいない、という状態に陥ると、日々の活動量が減ります。笑ったり喜んだりすることも稀になります。また、食生活へのこだわりが希薄になると、どうしても炭水化物に偏《かたよ》った食事になってしまいます。

このような悪循環が、糖尿病などの生活習慣病を発症するパターンなのです。

また、孤独はうつや認知症の原因にもなります。メンタルの病気は治療の特効薬がないうえに、完治に時間がかかります。

発症したときに治療することはもちろん重要です。そして未然に防ぐことがとても大切なのです。

人生100年時代になり、老後が長くなりました。40代や50代で老け込んでしまうと、その後の人生がつらくなります。

初めてのことをスタートさせるには精神的なエネルギーが必要ですが、思い切って新しい趣味に挑戦する気概を持つようにしたいものです。

趣味を通じて新しい仲間ができれば、自然と人生が楽しくなります。いつまでも若々しい気持ちを維持してください。

55

お風呂は「ぬるめの長め」「熱めの短め」、どっちがいい？

❗ベッドに入る1時間前の入浴がベスト！

仕事から帰ってお風呂に入って湯船に浸かると、フーーッと疲れが抜けていきますね。日本人に生まれてよかった、と実感する瞬間です。

お風呂には疲労回復とともに、血圧を下げる効果があります。体が温まることによって血管が広がり、副交感神経の働きをよくするのです。

ぬるめのお湯に長く浸かると、さらにリラックス効果を上げることができます。熱くなってきたら、肩と腕を外に出す半身浴に切り替えてゆっくりとお湯を楽しんでください。

お湯が熱過ぎると、逆に血圧が上がってしまいます。お湯の温度は38～40度くらいがいいようです。

お湯に浸かっている時間は、マッサージのチャンスです。血管が広がっているときにマッサージをすれば、さらに血行がよくなり、筋肉も柔らかくなります。

第4章で紹介した要領で、ふくらはぎ、手首、小指などをじっくりともんでみてください。血糖値も血圧も改善するはずです。

睡眠を誘うメラトニンというホルモンは、一度上がった体温が下がっていくときに増えるといわれています。

ベッドに入る1時間ほど前にお風呂に入ると、寝るときにちょうど体の芯の温度が下がり始め、メラトニンの分泌が盛んになります。この作用をうまく使えば、気持ちよく眠りに入ることができます。

お風呂のいいところを余すことなく利用しましょう。

56

歯磨きは力を抜いてダラダラと5分間！

Q 歯周病になると血糖値が上がるって本当？

元気なお年寄りたちに健康長寿の秘訣は何かというアンケートを取ったところ、「何でもおいしく食べること」という回答がトップでした。1日3度の食事を楽しむことは、年齢に関係なく人生の喜びです。

食事が思うように取れなくなると、栄養が不足するばかりでなく、食べられないことがストレスとなります。

食事を楽しむためには、歯のメンテナンスをきちんとすることが大切です。

かつて栄養状態が悪い時代には、すぐに歯が傷んでしまい、多くの人が入れ歯のお世話になりました。

現代では自分の歯を維持することが大事となっています。正しい歯の磨き方を覚えて、毎食後の習慣にしましょう。

実は歯の健康は血糖値とも深く関係しています。そして歯周病と糖尿病は深い関係があります。

歯周病になると歯ぐきから出血をしますね。**このときサイトカインという歯周病菌が、出血した歯ぐきの傷口から血管に入り血液中に侵入すると、インスリンの働きを阻害し、血液の状態を悪化させることがわかっています。**

糖尿病の患者さんは、歯周病を持っている人が多いことも判明しています。血糖値を下げるためには歯の健康が欠かせません。

歯科医で歯磨きの指導を受けると、しっかり時間をかけて磨くように、といわれます。理屈ではわかっていても、つい力を入れてゴシゴシと磨いて、早くすませようとしてしまいます。

しかし、それは一番よくありません。力が強過ぎると、かえって歯ぐきを傷つける可能性が高くなるからです。

テレビでも観ながら、力を抜いて5分間、ダラダラと磨くのが一番です。

57

腸内環境をよくして自律神経、免疫力を一気にアップ！

❶ クルクル大腸マッサージで腸の動きを活発にできる！

近年の研究で、自律神経と腸の健康がリンクしていることがわかってきました。便秘や下痢をしやすい人は、交感神経が働いて腸が緊張状態にあるというのです。逆に副交感神経が腸に働けば、便通がスムーズになります。

また、腸には体全体の70％の免疫細胞が集まっているといいます。免疫力が強くなると、風邪やがんをはじめとする病原菌を抑えることができます。腸内環境をよくすることが体調管理の基本です。腸内環境をよくすれば、自律神経も適切にコントロールされるというわけです。

腸内環境のメンテナンスには、食物繊維を十分に取ることが一番です。食物

大腸マッサージ

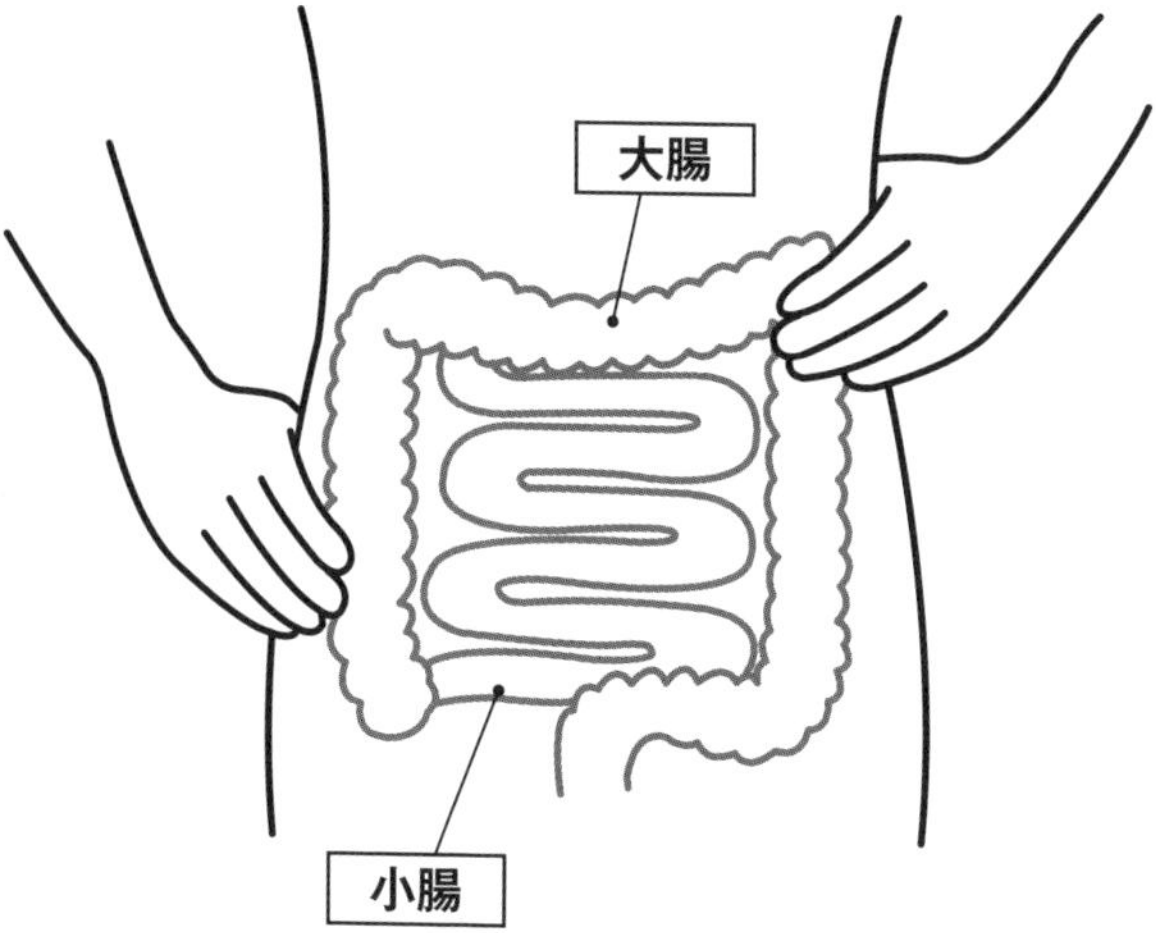

右手で腰骨の内側、左手で肋骨《ろっこつ》の下側の柔らかい部分を押してみる。大腸がカーブしている部分なので、数分間やさしくマッサージをすると腸の動きがよくなる。

繊維が腸の中のゴミを絡め取って、きれいにしてくれるからです。

食物繊維は水溶性と不溶性に分類できます。水溶性は海藻類、こんにゃく、フルーツに多く、不溶性は穀物、野菜、豆類、きのこ類にたくさん含まれています。それぞれの働きは違いますが、フルーツ以外は、あまり気にせずにどちらもたっぷりと取るのがいいでしょう。

食物繊維以外では、ハチミツに含まれるオリゴ糖も腸の働きをよくします。毎朝、ヨーグルトやリンゴと一緒にスプーン1杯程度をなめるようにすると、効果が期待できます。

オリーブオイルは腸の壁をつるつるにして、排便をスムーズにしてくれます。サラダなどに使うほか、スプーンで直接飲むのもおすすめです。


大腸のマッサージをすると、腸の動きがよくなります。

右手で腰骨の内側、左手で肋骨の下側をもんでみてください。大腸がカーブして動きが悪くなりがちな部分です。便秘ぎみのときには特に効果的です。

第6章

ちょっとだけのぞいてみよう、糖尿病の真の怖さ

58

インスリンは限りある貴重なホルモン。大切に使わないと泣きを見るよ

❗人類の歴史は飢餓との闘い。大量のインスリンは必要なかった！

糖尿病を語るうえで、インスリンほど重要な物質はありません。

インスリンは膵臓の「ランゲルハンス島」のβ細胞から分泌されるペプチドホルモンの一種で、血液中の糖質濃度（血糖値）が上昇すると、それを下げるために脳から指令を受けて分泌が始まります。

Ⅰ型糖尿病は、このβ細胞が壊されてインスリンを分泌する能力が弱くなる病気です。なぜβ細胞が働かなくなるのかは、まだ完全には解明されていませんが、免疫反応が正しく働かないために起こる自己免疫が関わっていると考えられています。

Ⅰ型糖尿病の治療には、インスリンの皮下注射が用いられます。

Ⅱ型糖尿病は生活習慣が原因で血糖値が下がらなくなる病気で、日本人の糖尿病の95％がⅡ型です。

インスリンがたっぷりと分泌されれば、Ⅱ型糖尿病はなくなると考えられますが、実際にはインスリンの分泌量はとても限られています。

膵臓の主な役割は消化酵素を十二指腸に送る外分泌であって、インスリンの分泌は膵臓のさまざまな仕事のうちの数パーセントに過ぎません。実際にランゲルハンス島はほんの小さな組織で、β細胞はその一部なのです。

人間は地球上に誕生して以来、飢餓と闘って生き延びてきました。食糧が十分に得られるようになったのは、50万年の歴史のうち直近のたった数百年のことです。まさかインスリンがこれほど必要になるとは、神様にも想定外だったのです。

日本人はインスリンの分泌が少ない人種だといわれています。 貴重なインスリンを無駄にしないで大切に利用したいものです。

59

治療に生かされるヘモグロビンA1Cって?

Q 血糖値が正常でも、糖尿病かもしれない?

血糖値は一定量の血液中にブドウ糖が何グラム含まれているかを示す値です。一般的に用いられる㎎/dℓという単位は、1デシリットルのなかに何グラムのブドウ糖糖が含まれているかを表しています。

しかし、血糖値は常に変化しています。クリニックを訪れて血糖値を計測しても、たまたま低い値を示しただけで、夕食後には異常値になっているかもしれません。

その場で測った血糖値が治療のために信頼が置ける値かどうかは、疑問が残ります。

そこで最新の医療現場で血糖値に代わって用いられているのが、ヘモグロビ

健康な人と血糖値が高い人の血液中の違い

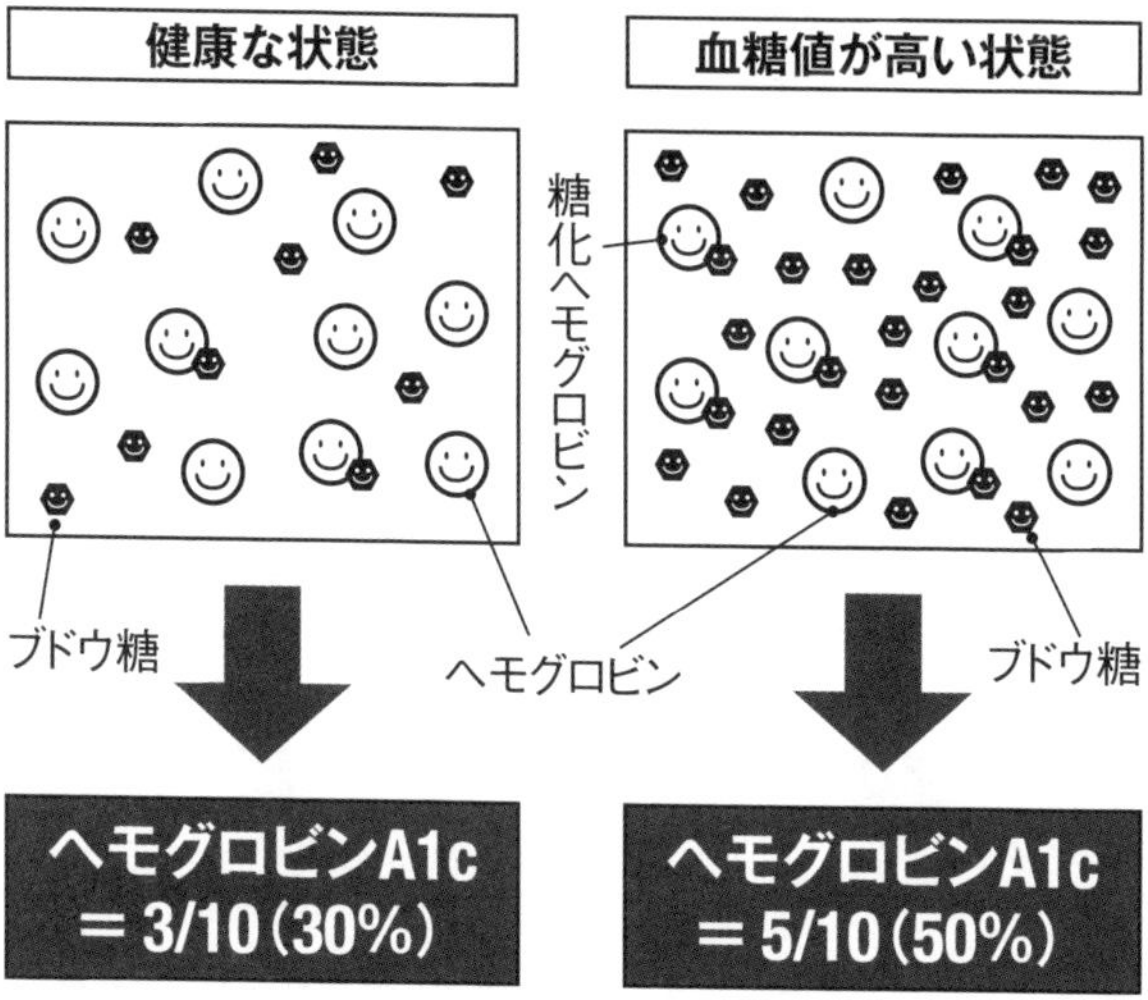

血液中のヘモグロビンの数は一定だが、ブドウ糖が増えると糖化した糖化ヘモグロビンの数が増える。

ヘモグロビンA1c(%)
＝糖化ヘモグロビンの数／ヘモグロビンの総数

ンＡ１ｃ（エーワンシー）という数値です。

ヘモグロビンは赤血球内にあるたんぱく質の一種で、全身に酸素を送る働きをしています。

血液中に増えたブドウ糖はヘモグロビンと結合し、糖化ヘモグロビンになる性質があります。ヘモグロビンの総数は一定ですが、ブドウ糖の量が増えれば増えるほど糖化ヘモグロビンの数は多くなります。

ヘモグロビンＡ１ｃは、すべてのヘモグロビンに占める糖化ヘモグロビンの割合を示した値で、単位は％（パーセント）です。

一度、糖化ヘモグロビンとなると、２カ月程度はそのままの状態で血液中に存在します。そのため、ヘモグロビンＡ１ｃは一過性の値ではなく、長いスパンでの平均値を知ることができるのです。

空腹時血糖値と、ヘモグロビンＡ１ｃの両方を把握しておくといいでしょう。

60 糖尿病は油断するとすぐに高血糖に戻る

❗ 捨ててはいけない！「過去3年分の診断結果」

糖尿病がほかの病気と違うのは、薬で血糖値を正常な範囲内に戻すことはできますが、膵臓《ひぞう》のβ細胞の働きそのものを元に戻すことは困難なところです。

予備軍から糖尿病に進んでしまうと、一生、糖尿病と闘うことになります。

つまり、治療し続けなければ、再び高血糖を引き起こし、合併症を発症するリスクが生じます。

逆に、予備軍の段階で早めに気がついて正常型に戻すことができれば、健康な老後が待っています。

それだけに全国で増えている境界型（予備軍）の人は、生活習慣の改善が急務といえます。

健康診断の結果には、空腹時血糖値とヘモグロビンA1cの値が記載されています。

多くの人はそれらの値が基準値内に収まっていれば、「ああ、大丈夫だ。よかった」と、安心してしまって数値をじっくりと検討することはありません。

しかし、しっかりと数値を確認してほしいのは、むしろ基準値に収まっている人です。

昨年、一昨年の結果と照らし合わせて、「基準値内」ではあっても、じわじわと数値が上昇していれば危険が迫っていると考えなければいけません。

平成28年度の厚生労働省の調査によると、糖尿病が強く疑われる人は約1000万人と報告されています。また、予備軍の人の数も同じく約1000万人もいるのです。

ぜひ、過去数年分の健康診断の結果をしっかりと見直してください。

治療の目安となるヘモグロビン A1c値

	ヘモグロビンA1c(%)	状況
正常	4.3 ～ 5.6	この値が目標
治療の目標	～ 5.9	薬を減らすか、やめることができる
境界型	～ 6.4	薬によって糖尿病を防ぎ、5.9 を目指す
合併症を予防	～ 6.9	6.5 以上で糖尿病と診断される
危険	7.0 ～	すぐに治療を開始する必要がある

血糖値による糖尿病の判定

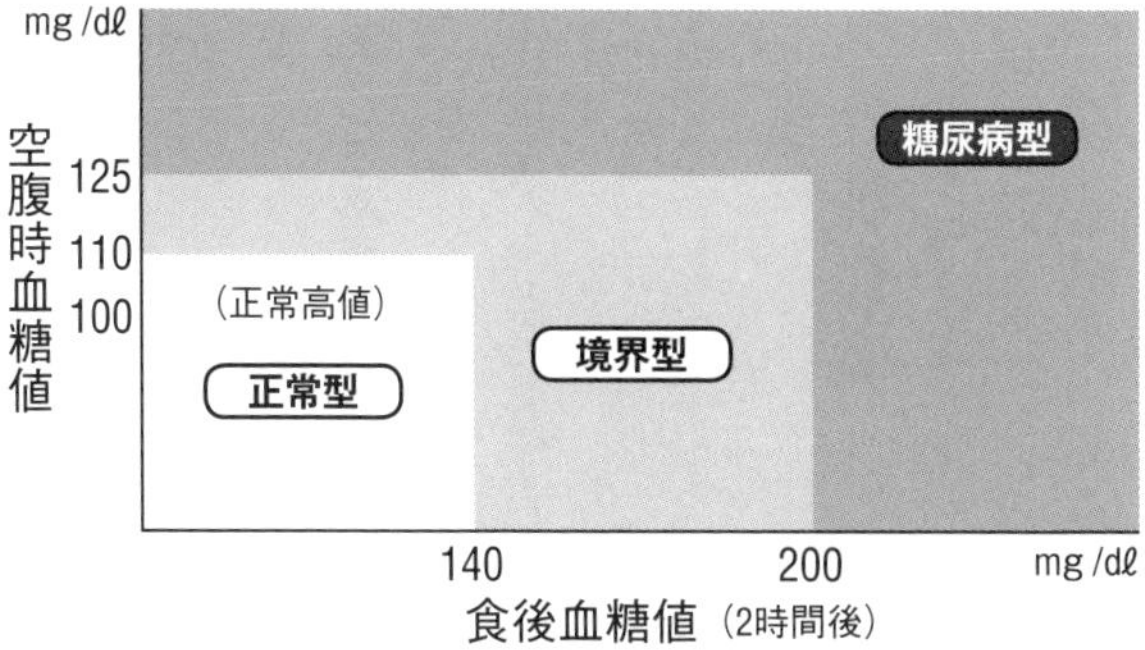

61

恐ろしいのは合併症。待ち受ける病気とは？

❗認知症、サルコペニアも、糖尿病の合併症

糖尿病は恐ろしい病気ですよ、といくら話しても、真剣に考えてくれない人はいます。血糖値が異常に上がっていても、自覚症状がなく、痛くも痒《かゆ》くもないからです。

しかし、「このままにしておくと人工透析《とうせき》になりますよ」と脅かすと、急に顔色が変わります。

糖尿病で恐ろしいのは、発症する可能性のある数々の合併症です。

糖尿病になると、血液がドロドロして血流が悪くなります。その結果、体の隅々に栄養を運ぶ毛細血管が、詰まったり切れたりするようになります。

毛細血管は一度ぐらいなら、切れても自分で再生する力を持っています。**し**

かし、切れたり詰まったりを日々繰り返すうちに、修復が遅くなり、次第にズタズタに寸断され、再生する力を失います。

大人の血管をすべてつなぎ合わせると10万kmの長さになるといいます。10万kmのうちのほとんどは、毛細血管です。

毛細血管がダメージを受けることによって、大切な臓器が次々と障害を受けていきます。それが合併症です。

糖尿病の三大合併症は、神経障害、網膜症、腎症です。三大合併症を中心に、主な合併症について見ていきます。

神経障害

三大合併症のうち、最も多く発症する合併症です。毛細血管が傷つくことによって末しょう神経に栄養が行き届かなくなり、神経の働きが障害を受けます。最初に感じる自覚症状は、手足のしびれ、こむら返り、足に感じる違和感などです。症状が進行すると、皮膚の潰瘍《かいよう》、顔面麻痺などが起こります。痛みを感じないため、狭心症の発作を起こしても気がつかないこともあります。

網膜症

眼底に張り巡らされた毛細血管が切れることで発症します。毛細血管が再生しているうちはまったく自覚症状がありませんが、眼底で大きな出血が起こると、突然、失明します。網膜症の恐れがあるかどうかは、眼底写真で判定できます。血糖値が高い人は検査を受けるようにしてください。

腎症

腎臓は血液の老廃物をろ過して尿を作る臓器です。腎臓には毛細血管が毛玉のように丸まった糸球体という組織が無数にあります。腎症は、糸球体が次々と機能しなくなることによって発症します。まずはたんぱく尿から始まります。腎機能が衰えると体の中の毒素を排出することができなくなり、さまざまな障害が起こります。最終的には、人工透析が必要になります。

糖尿病がもたらすさまざまな合併症

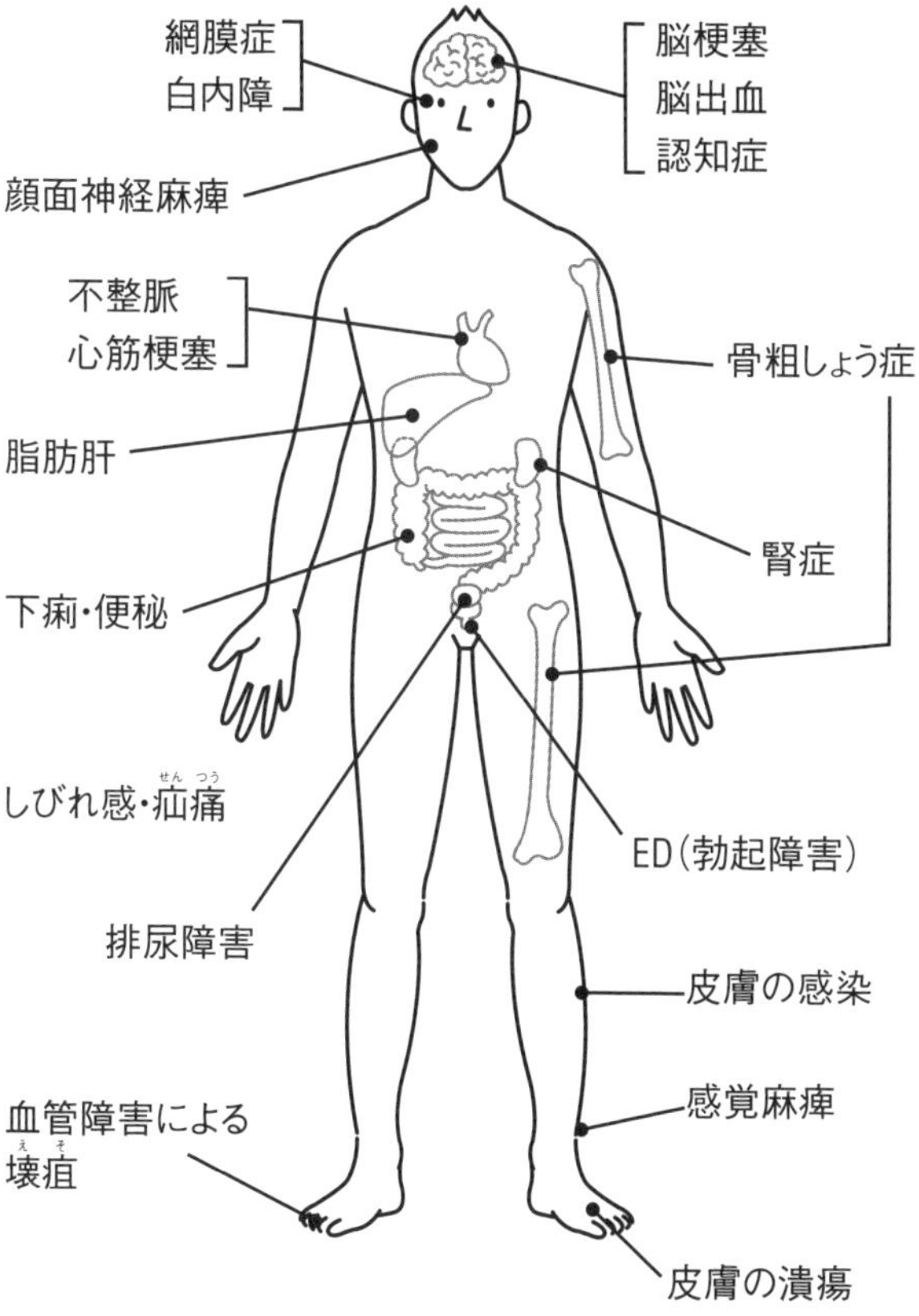

狭心症・心筋梗塞・大動脈瘤《りゅう》

動脈硬化は境界型でも進行することがわかってきました。

脳血管疾患

脳の血管が詰まる脳梗塞、脳の血管が切れる脳出血、脳動脈瘤の破裂によって起こる、くも膜下出血などが挙げられます。いずれも命に関わる病気です。

認知症

近年、認知症も糖尿病の合併症と考えられるようになりました。認知症のなかでも最も多いアルツハイマー型認知症は、神経細胞にアミロイドβという悪いたんぱく質が溜まることで発症します。糖尿病になると血流が悪くなり、アミロイドβが溜まりやすくなるのです。境界型でも認知症が進行してくることがわかってきました。

62 介護生活の原因のトップは？

❶平均寿命と健康寿命の差を縮めて、太く長く、楽しもう

厚生労働省では、平均寿命と併せて健康寿命を発表しています。**健康寿命とは、介護を必要とせずに自立した生活を送ることができる年齢のことです。**

２０１７年の日本人の平均寿命は女性87・２６歳、男性81・０９歳でした。女性は世界で第2位、男性は第3位で、日本が長寿国であることを堂々と示す結果となりました。

一方、健康寿命は、２０１６年の調査の結果、女性74・７９歳、男性72・１４歳でした。平均寿命から健康寿命を引くと、女性12・４７歳、男性８・９５歳となります。

この数字は、平均して約10年間は介護生活を送ることを表しています。

では、どんな病気で要介護になる人が多いかを見てみましょう。

65歳以上で要介護になる原因のトップは、以前は脳血管疾患でしたが、高齢社会を象徴するように認知症になりました。脳血管疾患とは、脳梗塞、脳出血、くも膜下出血などの病気です。

近年では、脳梗塞の発作を起こし、一命は取り留めたものの、後遺症によって介護生活を余儀なくされるケースが多くなっています。

脳梗塞の原因は、もちろん糖尿病をはじめとする生活習慣病です。**以下、高齢による衰弱（フレイル）も上位に入っています。フレイルも糖尿病の合併症と考えられる障害です。**フレイルになると転倒や骨折を起こしやすくなります。

平均寿命が延びることはいいことですが、健康寿命との差が縮まらなければ意味がありません。40代に入ったら生活習慣病の予防に気を配り、元気な老後を過ごすようにしてください。

65歳以上の要介護の原因

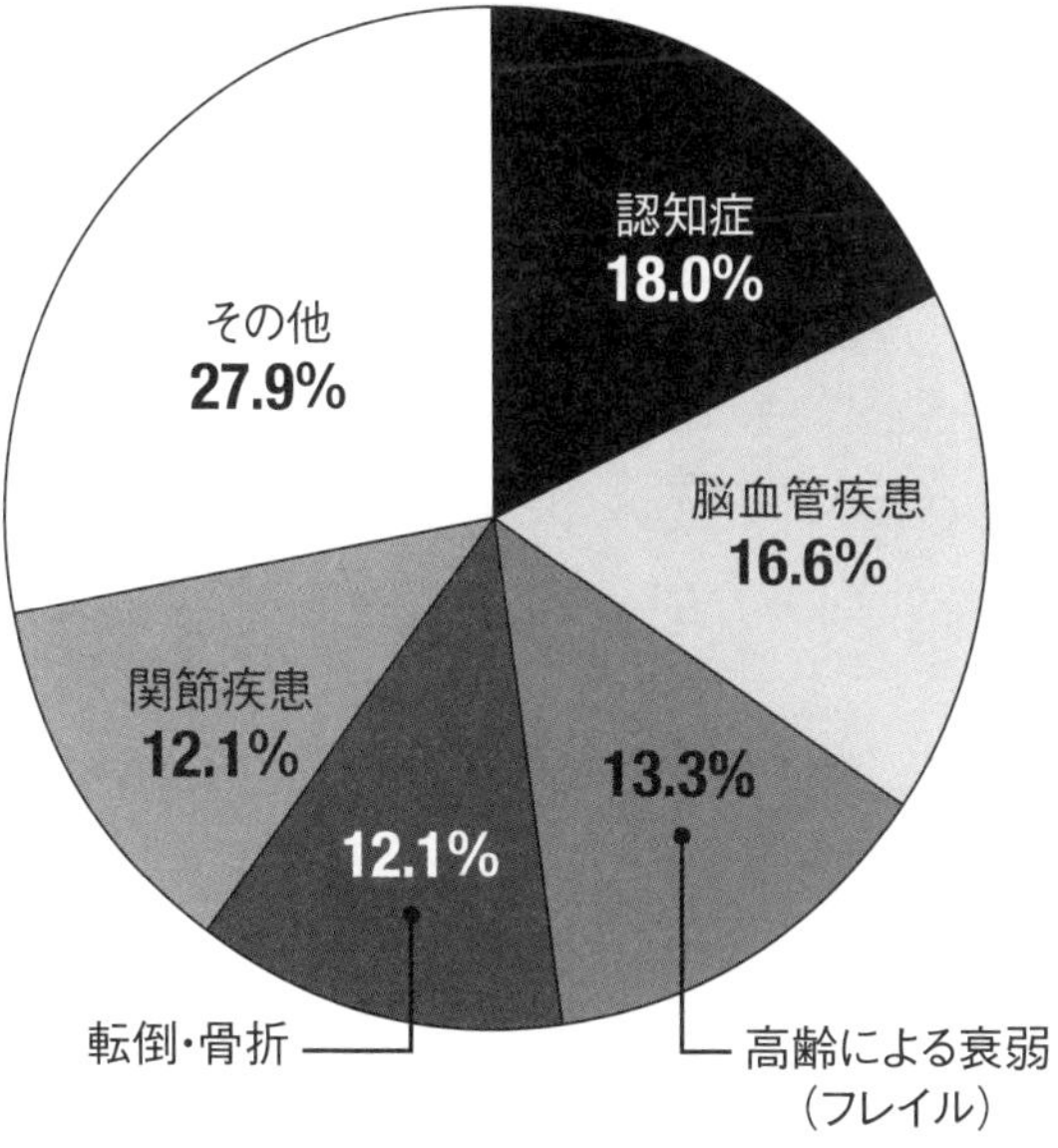

（出典：厚生労働省「平成28年 国民生活基礎調査」より）

63

時代はここまで変化している！40歳からの先制医療

❶自分で管理・記録する時代！

これまでは、「病気になったら病院に行って治療を受ける」という考え方でしたが、これからは、「いかに病気にならないように予防をするか」が重要となります。それを先制医療といいます。

先制医療は、アメリカのオバマ前大統領が在任中に提唱した考え方です。日本ではまだガイドラインに記載されていませんが、アメリカではすでに実施方法が検討段階に入っています。

先制医療は糖尿病に当てはめると、理解しやすくなります。

60代で糖尿病を発症する人は、40代の時点で予備軍になっていた人がほとんどです。**糖尿病を宣告されてから慌てるよりも、40代から治療を始めて糖尿病**

にならないようにする。それが先制医療といえます。未病も同じような考え方です。

もうひとつのキーワードが、精密医療です。**精密医療とは、一人ひとりの患者さんに合わせた個別治療をするということです。**ヘモグロビンA1cが同じ6・3%だったとしても、その人の年齢、病歴、リスク要因、糖に対する反応などによって、治療内容は異なります。

精密医療の実施には手間がかかります。3分診察などと揶揄《やゆ》される従来の診療方法では対応ができません。

そこで重要になってくるのが、患者さん自身が自分の健康状態を管理・把握するという意識です。家庭血圧に加え、血糖値、体重、中性脂肪値、BMI、筋肉量を自分で測り、その変動を記録しておくように心がけること。

最近は体重、活動量、心拍数、睡眠量、体脂肪率などを測れる便利な端末が増えています。血糖値自己測定器も含めて利用を考える時代かもしれません。

64

危険な状態なら まず薬で下げる。改善はそれから!

❶ 糖尿病治療の特効薬が登場!

糖尿病の治療で処方される薬は、大きく3つのタイプに分けられます。

- **インスリンを出しやすくする薬**
- **インスリンを効きやすくする薬(インスリン抵抗性を改善する)**
- **糖の吸収や排出を調整する薬**

そのほか、3つの薬を組み合わせた配合薬と呼ばれるものもあります。

どの薬が効果的かは症状によって異なります。主治医とよく相談をしながら、薬の種類や量を検討してください。

ところが、最近驚くべき効果を示す薬が登場しました。

それが、ＳＧＬＴ２阻害薬と呼ばれる薬です。腎臓の尿細管からのブドウ糖の取り込みを抑え、尿中に糖を排出するという画期的な発想で開発されました。**つまり、意図的に糖尿を作って糖を排出するというのです。**

当初は心不全の薬として開発されましたが、血糖値を下げる強い効果が認められ、今では糖尿病の特効薬として使われています。糖尿病でダメージを受けた腎臓の保護作用もあるとされ、より注目を集めています。

リンゴの成分から開発されたという点も興味深い薬です。

血糖値を下げるために薬を使うかどうかは、意見が分かれるところです。

本来であれば、インスリン抵抗性を改善して、自分の力で血糖値コントロールをするのがベストです。**しかし、ヘモグロビンＡ１ｃが７・０％を超える危険な状態なら、まずは薬の力を借りて血糖値を下げる必要があります。**それとともに生活習慣の改善に取り組むのがいいでしょう。

本書は、本文庫のために書き下ろされたものです。

板倉弘重（いたくら・ひろしげ）

品川イーストワンメディカルクリニック院長、医学博士。

国立健康・栄養研究所名誉所員。東京大学医学部卒業。東京大学医学部第三内科入局後、カリフォルニア大学サンフランシスコ心臓血管研究所に留学。

東京大学医学部第三内科講師を経て茨城キリスト教大学生活科学部食物健康科学科教授に就任。

退職後、現職。主な研究分野は脂質代謝、動脈硬化。

日本健康・栄養システム学会理事長、日本栄養・食糧学会名誉会員、日本動脈硬化学会名誉会員、日本ポリフェノール学会理事長。テレビなどメディア出演多数。著書にベストセラーとなった『ズボラでもラクラク！ 飲んでも食べても中性脂肪コレステロールがみるみる下がる！』（三笠書房《知的生きかた文庫》）などがある。

知的生きかた文庫

ズボラでもラクラク！ 薬《くすり》に頼《たよ》らず
血糖値《けっとうち》がぐんぐん下《さ》がる！

著者　板倉弘重《いたくらひろしげ》
発行者　押鐘太陽
発行所　株式会社三笠書房
〒一〇二―〇〇七二　東京都千代田区飯田橋三―三―一
電話〇三―五二二六―五七三四〈営業部〉
〇三―五二二六―五七三一〈編集部〉
http://www.mikasashobo.co.jp
印刷　誠宏印刷
製本　若林製本工場

ISBN978-4-8379-8569-3 C0130

知的生きかた文庫

ズボラでもラクラク!

腰痛・首こり・ひざ痛は99%自分で治せる

ぎっくり、ヘルニアの痛みもスッと解消

行列ができる院長のワザ!

酒井慎太郎

TVで人気の院長が公開

驚異の新常識!

□マッサージ・鍼不要の体になれる!
□痛みが取れる!
□快適に動く体に戻る!
□ハードな運動不要

ズボラでもラクラク!

飲んでも食べても中性脂肪 コレステロールがみるみる下がる!

行列ができる院長の知恵!

板倉弘重

行列ができる名医が明かす

数値改善ワザ!

□我慢も挫折もなし!
□夕食は午後10時以降が多い
□お腹の脂肪をとりたい
□血圧が高い

C20038

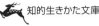